GUIDE

DU

Tuberculeux

D: DELAROCHE

*De la Faculté de Médecine
de Paris.*

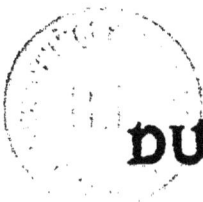

GUIDE
DU TUBERCULEUX

GUIDE

DU

Tuberculeux

PAR LE

Dʳ DELAROCHE

Docteur-Médecin
de la Faculté de Paris.

Rédateur en Chef
de l'Electrologie Médicale.

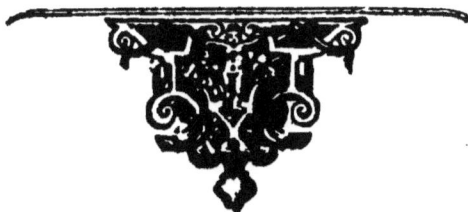

GRENOBLE

BARATIER & DARDELET, IMPRIMEURS-ÉDITEURS

28, Avenue de la Gare, 28

—

1902

Avant-Propos

En cette Étude, nous n'avons pas eu un instant la pensée de tracer un exposé complet de l'État actuel de la Science sur une maladie qui, à elle seule, fait par année plus de victimes que tous les choléras, pestes, typhus et autres affections infectieuses réunies.

Un plan d'une telle envergure eut impliqué des développements techniques compendieux et arides de l'exclusif domaine, d'ailleurs, du praticien.

Non: notre programme a été plus modeste. Il n'en aura pas été, nous en nourrissons le ferme espoir, d'une moindre utilité.

Que voulons-nous? A la faveur d'informations positives, nous nous proposons d'éclairer le Tuberculeux sur la plus sûre tactique à suivre dans la lutte acharnée qu'il a à soutenir contre la redoutable affection dont il est atteint.

Nous disons acharnée avec intention. En voici le double motif:

Il en peut mourir, s'il n'a recours en temps

utile, aux moyens propres à lui permettre d'en enrayer les progrès.

Il en peut guérir, et moins malaisément que d'aucuns ne le craignent, s'il fait, en temps utile, le nécessaire.

Vérité rassurante : La tuberculose est curable quel qu'en soit le degré ; *telle est, fondée sur l'Observation et l'Expérience, la doctrine qui règne aujourd'hui.*

Eh bien, nos efforts ont tendu, en mettant le tuberculeux face à face avec les dangers qui l'assaillent et les ressources dont il dispose pour les conjurer à lui livrer l'Etat réel de la situation qui, par suite des circonstances, lui est faite.

Dans un langage que nous nous sommes appliqué à rendre aussi clair que possible, sans qu'il cesse, sous aucun prétexte, d'être d'une rigueur scientifique irréprochable, et sur la fonctionnalité normale des organes respiratoires ; et sur les lésions plus ou moins étendues et profondes dont ses poumons peuvent être ou menacent de devenir le siège ; et sur la nature des causes prédisposantes ou efficientes qui ont pu développer en lui la receptivité morbide à la contamination ; et sur le dangereux véhicule du principe contagieux qui peut faire de lui, hélas! pour sa propre personne comme pour celles de son entourage un foyer d'infection ; et sur les moyens d'action *qu'il possède* contre les retours offensifs *sans cesse manaçants du mal; et sur les* errements *ondoyants et divers* qu'à suivi *trop longtemps la* thérapeutique *ainsi que sur les lamentables déceptions qui en ont été l'inévitable conséquence, sur aucun de ces points nous avons résolu de ne rien celer.*

Nous avons tenu avec un soin non moins jaloux à initier le malade aux principes *sur lesquels, d'un accord commun aujourd'hui,* reposent les bases d'une médication rationnelle.

Avec un loyal empressement nous en avons signalé les avantages.

A notre sens, ils sont considérables.

Avec une égale franchise, nous en avons signalé les lacunes.

A notre sens, il en est de profondes.

Estimant que pour triompher d'un ennemi, le mieux est de connaitre à fond son caractère et aussi ses retranchements, nous avons tout fait pour démasquer les insidieuses allures de celui avec lequel il se trouve aux prises.

Nous avons révélé les repaires au fond desquels il dissimule ses réserves.

Nous avons fait plus; nous lui avons mis aux

mains une arme nouvelle, une arme puissante pour le bon et énergique combat qu'il a — il faut qu'il le sache — non pas à livrer par occasion ; mais bien à soutenir avec une opiniâtreté à défier toute défaillance.

En connaissance de cause et après mur examen, nous avons fait vibrer à son oreille le cri réconfortant de: Sursum Corda!

Avec un courage inexpugnable qu'il aille donc pourchasser jusque dans les anfractuosités des obscures cavernes où il se cache, l'ennemi — le bacille — qui le guette; qu'il le détruise, qu'il l'anéantisse sur place et qu'il fasse, jusque dans les profondeurs de ses poumons — nous lui en offrons le moyen — œuvre salutaire d'Assainissement.

Bref, que ses préoccupations se partagent, à titre égal, entre celles qui, à si juste raison, lui sont suggérées de nos jours par l'unanimité des observateurs en ce qui a rapport au milieu qui l'entoure, au milieu ambiant, et celles qui s'imposent en ce qui concerne le milieu qu'il porte en lui le milieu intérieur, en d'autres termes, les organes respiratoires contaminés par le tubercule et son bacille.

Encore un coup, nous l'éclairons sur tous ces points. Nous nous évertuons, levant tous les voiles, à lui faire saisir intégralement le Pourquoi des choses; à faire de lui, en un mot, grâce à la puissance de conviction dont il aura l'esprit pénétré, le plus solide, le plus sûr auxiliaire du médecin traitant.

Sans nous départir d'une constante sévérité scientifique nous avons eu souci dans nos exposés de rendre aussi facile et lucide que le sujet le comportait, la forme.

Nous ne nous sommes pas fait faute, aussi bien dans nos affirmations que dans nos négations, d'appeler en témoignage, les maîtres de la Science les plus autorisés.

Le 15 avril 1902, Paris.

Dʳ DELAROCHE

Docteur Médecin de la Faculté de Paris,
Rédacteur en chef de l'*Electrologie médicale*.

LE

Guide du Tuberculeux

I

LE POUMON

Aperçu anatomo-physiologique.

**Organes constitutifs des voies respira-
toires. — Organes auxiliaires. — Organes fondamentaux. — Fonctions respiratoires. — Fonctions accessoires. — Fonctions essentielles. — L'Hématose.**

Les organes qui concourent directement à l'accomplissement des fonctions respiratoires sont : les
fosses nasales, le larynx, la trachée et les bron-

ches et en dernier lieu, le poumon. Le rôle dévolu au poumon — il est fondamental — lui est facilité par le jeu des muscles de la poitrine.

La *trachée* — tronc commun des conduits aériens — est un canal en forme de cylindre, à parois fibro-cartilagineuses, situé derrière le sternum et en avant de l'œsophage, faisant, en haut, suite au larynx et se divisant en bas, au niveau de la deuxième ou troisième vertèbre dorsale, en deux branches — les *bronches,* — lesquelles se divisent et se subdivisent, à angle aigu, dans les poumons.

Au nombre de deux et de constitution anatomique semblable à la trachée (Arceaux cartilagineux superposés, unis par une membrane fibreuse et tapissés à l'intérieur par une membrane muqueuse qui règne dans toute l'étendue du conduit aérien) les deux *bronches proprement dites,* se dirigent l'une vers le poumon gauche, l'autre vers le poumon droit.

Elles pénètrent par la face interne dans la profondeur de l'organe.

En pénètrant dans le parenchyme (1) pulmonaire, les bronches se divisent en autant de branches que les poumons présentent de lobes (2), soit deux pour le poumon gauche, trois pour le poumon droit.

(1) *Parenchyme.* On désigne sous le nom de *parenchyme,* tout tissu composé de grains agglomérés et se déchirant avec une facilité plus ou moins grande.

(2) *Lobe,* partie arrondie, saillante et indépendante d'un organe quelconque.

Les *ramifications bronchiques* se subdivisent en une série de bifurcations successives prenant, en même temps que leur diamètre va se rétrécissant de plus en plus, une forme exactement et uniformément cylindrique.

Grâce à la saillie anguleuse à laquelle donne lieu chaque bifurcation, la colonne d'air qui pénètre dans la poitrine à chaque inspiration, se trouve aisément divisée et la circulation du fluide aérien favorisée d'autant.

Les **poumons** sont les organes essentiels de la respiration. C'est dans leur profondeur que s'accomplissent les échanges qui se font incessamment pendant la vie entre l'air extérieur et le sang. La portée des fonctions pulmonaires est capitale.

Au nombre de deux, les poumons reçoivent l'air par la trachée et les bronches, le sang par l'artère pulmonaire partant du cœur droit.

Par la forme, ils rappellent celle d'un cône qui aurait été sectionné suivant sa hauteur.

Le gauche se divise en deux lobes, le droit en trois. Ils sont logés dans la cage thoracique. Leur base, en fer à cheval repose sur le diaphragme, leur sommet arrondi dépasse de 10 à 15 millimètres le niveau de la première côte. Leur consistance est molle, spongieuse et produit à l'oreille, sous la pression de la main, une sensation très nette de crépitation.

Les *lobules pulmonaires* ne sont que la subdivision des lobes.

Ils affectent la forme de petites pyramides dont la base, mesurant en général ainsi que la hauteur un centimètre, regarde la périphérie et dont le sommet est comme suspendu à une ramification bronchique de dernier ordre. De la sorte, ils constituent par leur ensemble une véritable grappe dont chaque lobule serait un grain.

Le pédicule ou sommet de chaque lobule est, disons-nous, muni d'une ramification bronchique ; il l'est également d'un rameau de l'artère pulmonaire, de filets nerveux et de rameaux des artères et veines bronchiques.

La ramification bronchique pénètre son corps, pour y présenter des subdivisions étroitement unies à des subdivisions analogues et correspondantes de l'artère pulmonaire, ayant pour terminus une *alvéole* et pour effet d'assurer le contact entre l'air et le sang jusque dans les ultimes replis de l'organe.

Le lobule est le lieu précis où les fonctions respiratoires s'accomplissent. — Il représente le poumon en petit. Chaque lobule est à proprement parler un organe indépendant, une manière de petit poumon qui, au point de vue de l'accomplissement de la fonction respiratoire se suffit à lui-même et remplit cette fonction intégralement. Point d'une haute importance, dans un poumon en santé, les alvéoles pulmonaires d'un lobule ne communiquent pas avec celles du lobule voisin et c'est dans la paroi même de l'alvéole que l'échange se fait entre le sang et l'air ambiant.

De cet échange, maintenant, quel est le mécanisme?

Sans insister, ni sur le rôle passif du poumon aussi
bien dans l'inspiration que dans l'expiration, ni sur
le rôle actif de l'élasticité de son parenchyme de
même que sur celui des parois thoraciques, ni sur
les conditions qui président au rythme respiratoire,
(toutes questions pourtant d'un haut intérêt physiologique) notons un fait : La présence de gaz dans
le sang, celle de l'oxygène et celle de l'acide carbonique (Mayow, Vogel, Davy, Nasse). En outre,
ce n'est pas à l'état de dissolution, c'est à l'état de
combinaison (Magnus, Claude Bernard) que ces gaz
s'y trouvent contenus. La matière colorante des
globules sanguins, *l'hemo-globine* forme avec l'oxygène un composé désigné sous le nom d'*Oxy-hemo-
blobine*. L'acide carbonique se rencontre également
dans le sang à l'état de combinaison, à celui, d'après
Paul-Bert, de carbonate alcalin.

Ceci posé, on peut définir *l'hematose* la transformation chimique du sang veineux en sang artériel.

Cent volumes de sang artériel chez le chien renferment, en effet : (Analyses du Prof. Mathias Duval) :

Oxygène 20, 0
Acide carbonique 34, 4

Cent volumes de sang veineux :

Oxygène 12,
Acide carbonique 47,

Or, l'abandon de l'acide carbonique, qu'il contient en excès et l'acquisition de l'oxygène qui lui manque se font par un échange entre le sang veineux et l'atmosphère.

Pénétrer les conditions de ce mécanisme, c'est connaître l'*hématose*, l'acte essentiel des fonctions du poumon, le phénomène initial qui régit l'entretien de la vie.

Eh bien, voici, en termes sommaires, comment les choses se passent.

L'hématose ; son mécanisme.—L'oxygène de l'air introduit dans l'alvéole pulmonaire, traverse la membrane extrêmement ténue qui le sépare du liquide sanguin. Il demeure momentanément en dissolution dans le serum. Presque aussitôt, en raison de son affinité notoire pour l'oxygène, l'hemoglobine entre avec lui en combinaison ; et la masse du sang oxygéné de nouveau, prend une couleur rutilante. Le sang est, comme on dit, oxydé, arterialisé.

A l'égard de l'acide carbonique, en même temps, se produisent des phénomènes opposites. Mis en liberté par suite, et des modifications que l'arrivée de l'oxygène ne peut manquer d'apporter aux combinaisons existantes, et aussi du vide produit par le mouvement d'inspiration, il se trouve (G. Noel), momentanément en dissolution dans le sérum.

Presque aussitôt, en raison de sa volatilité, il traverse la membrane qui le sépare de la cavité de l'alvéole, se mêle à l'air et s'exhale.

En résumé, l'hématose n'est autre qu'une action chimique, qu'un acte d'échanges gazeux. Au point de vue physique, c'est une *combustion*; et cette combustion n'a pas pour siège unique le seul poumon. Elle se produit aussi dans l'intimité la plus étroite des éléments anatomiques, des éléments qui constituent la texture même des organes et des tissus.

L'*hématose* est une fonction d'une importance sans égale.

Par sa régularité, elle entretient la calorification normale de tout l'organisme. Par son énergie, elle confère aux fonctions organiques la vigueur. Dans la lutte, en un mot de la vie contre la mort elle est l'arme la plus puissante .dont l'être dispose. Dans le poumon, sa régularité ainsi que celle du cœur, qui en est solidaire, est assurée par l'activité de fonctionnement d'un système nerveux spécial, le système nerveux *pneumo-gastrique*, qui partant de la base du cerveau se ramifie à l'infini et sur le larynx, et sur le cœur et sur le poumon lui-même et sur l'estomac.

Pour finir, une remarque. Comme le fait observer le Prof. Mathias Duval, « Aujourd'hui, la plupart des physiologistes tendent à abandonner la formule, selon laquelle les actes intimes de la respiration des tissus se réduiraient à des oxydations directes, sources des forces vives et de la chaleur produite dans l'organisme... En présence des éléments anatomiques, les principes immédiats sont dissociés, abandonnent de l'acide carbonique et aussi d'autres composés qui empruntent de l'oxygène à l'hemoglobine pour se constituer.

Ces dissociations, mutations ou dédoublements qui sont effectués, avec le concours de l'oxygène sont évidemment impossibles sans lui. » Au point de vue de la pathologie des voies pulmonaires et de ses conséquences sur l'économie tout entière, cette conclusion ultime comporte des applications de la plus haute utilité.

II

LE POUMON

Aperçu anatomo-pathologique.

Le Tubercule. — Lésions de la Bronchite. Chronique. — Lésions de la Tuberculose.

Les maladies auxquelles les voies respiratoires sont exposées sont nombreuses et complexes.

Coryzas, angines, laryngites, pleurésies, pneumonies, grippes, coqueluches, asthmes, etc, etc, entraînent des lésions tour à tour caractéristiques. Certes ces lésions peuvent favoriser l'éclosion de la Tuberculose ; mais, c'est incidemment, par accident, par contre-coup qu'elles en deviennent le point de départ. Nous n'avons pas ici, à en entreprendre la description successive. Notre attention se concentrera sur celles qui sont pour la tuberculose, à proprement parler, spécifiques. Les lésions de la bronchite-chronique, laquelle en est le précurseur feront également exception.

Mais, avant d'entrer dans l'étude de ces lésions, une question : Qu'est-ce que le Tubercule ?

Le *Tubercule* n'est pas, de sa nature, un produit nécessairement pathologique. C'est une production étrangère à l'organisme, qui peut occuper la trame d'organes fort différents.

De préférence, il se développe sur le parenchyme pulmonaire, et dans le parenchyme, son siège d'élection est le sommet du poumon. On l'y rencontre sous l'aspect de petits corps arrondis disséminés çà et là. De consistance dure, crétacée, sa coloration, est jaune-verdâtre, son volume approximatif est celui d'un grain de milliet; on en constate la présence aussi bien sur le poumon parfaitement sain que sur le poumon malade ; mais dans l'une ou l'autre circonstance, son évolution diffère diamétralement.

Dans le premier cas, il apparaît inopinément, quelque temps subsiste, puis se flétrit, se dessèche et finalement disparaît sans laisser d'autre trace qu'une cicatrice presque imperceptible et sans avoir occasionné aucune perturbation dans la régularité, ni l'énergie des fonctions respiratoires.

C'est grâce à l'énergie, au contraire, que possèdent ces fonctions qu'il a dû d'être aussi aisément éliminé.

Dans le second cas au contraire, il devient l'agent provocateur de désordres redoutables.

Aussi insidieux que nouveaux, les caractères qui le distinguent alors, en font un produit décidément morbide et essentiellement phtisiogène.

Bref, cette évolution, selon les conditions dans lesquelles se trouve l'organisme, si dissemblable à elle-même, rencontre une expression saisissante dans cette formule de Trousseau : « Semez sur le roc, vous n'aurez pas de récolte ; semez sur le terreau, vous en aurez une abondante. »

Ici, hélas, le « terreau », c'est l'état maladif des voies respiratoires et la funeste récolte, c'est le *Tubercule de la tuberculose proprement dit.*

Voici maintenant, au fur et à mesure de son développement, sous quels aspects il se présente.

A l'état encore de dissémination, il prend une coloration grisâtre et constitue suivant la désignation que Laënnec lui a assigné la *granulation grise.* La fusion de plusieurs granulations constitue des tubercules plus gros, dont le volume peut atteindre jusqu'à celui d'un œuf de poule. Une fois formés dans le poumon, ces agglomérats tuberculeux ont tendance à subir des transformations qui, sous des dehors différents, marquent l'indice d'un effort de la nature dans le sens de la guérison.

Tantôt, ils apparaissent comme étouffés par une gangue de plus en plus épaisse de tissu conjonctif (1)

(1) *Conjonctif*, nom donné à la graisse pour spécifier que le tissu qui la composent a pour principe fonction d'établir des rapports de contiguïté intime entre les éléments constitutifs des organes.

naux aériens et du parenchyme pulmonaire dans
son ensemble, se joignent ceux qu'engendre l'évolution pathologique du tubercule. Ces désordres
n'ont pas pour siège exclusif le seul agglomérat tuberculeux. Nous venons de décrire ceux-là, voici
ceux qui en sont la suite.

Au cours du travail d'ulcération que son ramollis-
sement a provoqué, une ou plusieurs poussées in-
flammatoires se produisent inévitablement dans les
couches circonvoisines du parenchyme pulmonaire
De même, est puissamment favorisée l'activité de
prolifération dont sont pourvus les tubercules qui s'y
peuvent trouver enfouis. A son tour, leur ramollis-
sement a pour effet d'agrandir la caverne. De plus,
étant donné la nature du parenchyme pulmonaire,
une fois commencée, cette œuvre de destruction n'a
plus d'arrêt. Il se voit même que sa rapidité soit
extrême et que (*phtisie galopante*), l'accroissement
des cavernes — si, en temps utile, on n'y met bon
ordre — progresse, sans merci, jusqu'à la mort.

Il se peut aussi que sur les parois des cavernes,
dans le fond desquelles stagne une couche plus ou
moins abondante de mucosité purulente, il se constate sous forme de dépôts crétacés, une tendance
réparatrice de la nature qui aurait gagné à être
aidée en temps opportun et par de rationnels
moyens.

Autre lésion, conséquence des précédentes, les
vaisseaux artériels, qui irriguent le parenchyme pulmonaire et qui se répandent dans le voisinage des

lésions, ne tardent pas à subir, du fait même de ces lésions, des causes d'obstruction éminemment préjudiciables à la régularité de la circulation générale de l'organe.

En contiguité intime d'autre part avec le poumon, la plèvre ne peut guère en pareilles éventualités demeurer intacte. Elle participe à l'état inflammatoire du poumon. Il s'établit entre l'organe lui-même et les deux feuillets juxtaposés de son enveloppe des adhérences que ne tardent pas à envahir les tubercules. De la sorte, dans la plèvre, se manifestent des ravages dont l'hydro-pneumo-thorax avec ses lésions spéciales — nous nous bornons, ici, à les indiquer, — est le terme le plus élevé.

Les ganglions lymphatiques, enfin, qui sont disséminés dans la cage thoracique et dans les profondeurs du parenchyme pulmonaire peuvent fort bien être contaminés. En pareil cas, des adénites tuberculeuses se rencontrent à l'examen nécroscopique sous le scalpel de l'observateur.

III

LA TUBERCULOSE

Aperçu clinique.

Symptômes de la bronchite chronique. — Symptômes de la tuberculose. — Non hérédité contagiosité, curabilité de la Tuberculose.

Certes, il y aurait abus à inférer de l'existence des lésions propres à une Bronchite chronique à celle des lésions par lesquelles se caractérise la tuberculose.

Préjuger pourtant du diagnostic de celle-là l'imminence de celle-ci, est un droit, et agir, en conséquence, un devoir. Quant aux moyens de diagnostic, ils résident dans l'observation exacte des manifestations cliniques. Quelles sont celles de la Bronchite chronique? Quelles sont celles de la Tuberculose? Décrivons les unes et les autres, chacunes en particulier.

Symptômes de la Bronchite Chronique.

Contrairement à la bronchite aigue, la bronchite chronique évolue sans que la fièvre s'allume. En revanche, parfois elle détermine des sueurs abondantes (*des sueurs dites profuses*) qui reparaissent sans cause appréciable, inopinément.

Elle se caractérise par une toux quinteuse et pénible ; mais grasse et suivie d'une expectoration muco-purulente catarrhale.

Quelquefois, elle se complique d'inflammation localisée des poumons ; plus souvent, elle donne naissance à des troubles organiques du côté du cœur.

Son signe le plus notoire consiste dans l'opiniâtreté des quintes de toux et l'intarissable abondance de l'expectoration.

Une connaissance précise des lésions dont s'accompagne la bronchite chronique (Art. II), suffit à l'interprétation de son double symptôme dominant : la toux rebelle et le catarrhe.

Les diathèses (1) arthritique, herpétique, scrofuleuse de l'organisme en sont en mainte circonstance, l'origine.

Symptômes de la tuberculose. — D'une

manière générale, l'évolution de la tuberculose est lente.

_____

(1) *Diathèse*, disposition morbide générale congénitale où acquise, mais permanente et susceptible de déterminer des affections locales d'ordre divers.

Ses prodromes consistent, tantôt en une suscep-
tibilité bronchique se signalant par de fréquents
et interminables rhumes, des laryngites ou des
pleurésies ; tantôt par une hemoptisie (crachement
de sang) : phénomène initial, mais sujet à répétition ; souvent aussi par des troubles digestifs essentiellement variés.

Un dépérissement lent mais continu ne tarde
pas à s'observer ; ou bien encore des accès de fièvre
irréguliers dont, au premier abord, rien ne semble
pouvoir expliquer la fréquence ni la durée et que
compliquent souvent des palpitations de cœur, ainsi
que, chez les jeunes filles, des irrégularités dans
l'accomplissement des fonctions menstruelles.

Bientôt le *faciès* du malade revêt un aspect en
quelque sorte caractéristique : teint pâle, pommettes
congestionnées, yeux brillants, cils allongés.

Leur *habitus* extérieur n'est pas moins recon-
naissable. Les mains sont amaigries, les ongles re-
courbés, l'extrémité des doigts élargie et *spatulée*.

En même temps, la peau est brûlante, surtout
vers le soir et souvent inondée de sueurs, l'appétit
languissant, capricieux ou nul, les fonctions digestives irrégulières et ces irrégularités se traduisent
indifféremment par de la diarrhée ou par des vomis-
sements inopinés.

A l'issue d'une nuit agitée, se font jour les sueurs
profuses.

De sèche qu'elle se montrait au début, la toux
devient de plus en plus grasse. L'expectoration finit

par revêtir un caractère spécial qu'elle n'avait pas au début. De forme arrondie, de couleur et de consistance puriforme, les crachats isolés les uns des autres, surnagent dans un liquide clair et mousseux. Ce *fait nouveau* marque l'apparition des crachats dits *nummulaires*.

L'apparition des crachats nummulaires indique la fonte des agglomérats tuberculeux (Art. II), dans les profondeurs du poumon.

La voix, de son côté, se fait enrouée et rauque contre les habitudes du sujet.

A défaut d'une médication rationnellement instituée en temps utile, sur le déclin de cette interminable évolution pathologique, les hémoptisies du début sont loin d'être rares.

L'hematose (Art. I), ne s'accomplit plus que d'une manière fort imparfaite.

Un jour le malade tombe dans le marasme ou bien en pleine connaissance défaille, épuisé.

Assurément, l'esquisse que nous venons de tracer de l'aspect qu'au lit du malade revêt la Tuberculose est loin d'englober l'universalité des cas. Elle répond — et c'est assez — à la majorité de ceux qui s'offrent dans la pratique, et laisse à l'œil exercé du clinicien le soin de distinguer et de classer les nombreuses variantes qu'individuellement elle est susceptible de présenter. Mais, si distantes soient-elles du type originel, ces variantes en repercutent ostensiblement les traits. De la sorte, ils peuvent

constamment fixer avec assurance et solidité les bases de la Therapeutique.

Peut-être même dans les considérations qui vont
suivre ces bases trouveront-elles des conditions, et
non des moindres, de sécurité?

Envisagée au *point de vue*, nous dirions volontiers, *sociologique*, la tuberculose à subi, tout au
moins dans les verdicts rendus par l'Opinion sur son
compte, des péripéties singulières.

Longtemps réputée **héréditaire**, la Tuberculose n'est **pas héréditaire**.

Longtemps réputée **non contagieuse**, la Tuberculose est éminemment **contagieuse**.

Longtemps réputée **incurable**, la Tuberculose
est **curable**, *quel qu'en soit le degré*.

Voilà le fruit des plus récentes découvertes de la
Science. Reposant sur l'Observation et l'Expérience,
adoptée par les meilleurs esprits, cette triple doctrine est aujourd'hui professée par les plus hautes
autorités médicales.

Elle est d'une portée sociale, répétons-le, considérable. Elle arme, en effet, le clinicien pour la
lutte acharnée qui se livre, à l'heure actuelle, contre une maladie qui fait à elle seule plus de victimes
que toutes les autres réunies. A ne parler que de la
France, elle fait une moyenne de **cent cinquante
mille** victimes par an.

L'examen de cette doctrine de la *non-hérédité*,
comme de la *contagiosité* et de la *curabilité* de la
tuberculose comporte certains développements.

A. — Non hérédité de la tuberculose.—

Il est hors de doute que les enfants issus de pa-
rents tuberculeux naissent avec une prédisposition
notoire à contracter, un jour, la maladie dont sont
affectés leurs ascendants. Cette prédisposition est
même si tangible que vulgairement on la tient, non
d'ailleurs sans vraisemblance, pour une manifesta-
tion de ce grand fait biologique : l'*hérédité* ; et cependant, il n'en est rien ; c'est en vain qu'on en
chercherait là, les signes caractéristiques.

« Parmi les si nombreuses autopsies de fœtus ou
de nouveau-nés qui sont pratiquées chaque année à
la Morgue, jamais, dit le Prof. Brouardel (1), il n'a
pu être trouvé ni bacille, ni lésion tuberculeuse chez
les enfants n'ayant pas quelques semaines d'existence, c'est-à-dire, n'ayant pas vécu un temps suffi-
sant pour avoir été contaminés par des germes ex-
térieurs.

« La tuberculose des bovidés, identique à la tuberculose humaine ; transmissible de l'homme à l'a-
nimal et réciproquement, fournit une nouvelle preuve, de la non-hérédité. »

Non ; la vérité est que les rejetons d'ascendants
tuberculeux naissent en état de déchéance organique. Cet état se traduit chez les uns (Charrin) par
une surcharge graisseuse du cœur et des reins ame-

---

(1) Brouardel, *la lutte contre la Tuberculose*, 1 vol.
de 208 in-12, p. 24. — (J.-B. Baillière, édit.) 1900,
Paris.

nant des troubles dans les fonctions d'assimilation et de désassimilation ; chez les autres (Landouzy), par la débilité et l'exiguité des formes à la naissance.

La réalité de cet état de déchéance reconnue dans des recherches toutes récentes poursuivies par MM. Albert Robin et Binet, chez les enfants provenant de tuberculeux et par eux désignée sous le nom d'*aptitude héréditaire* n'est autre que la *Réceptivité* du prof. Brouardel.

Inné chez les rejetons de tuberculeux, *acquis* par suite de circonstances nocives chez les sujets avec l'origine desquels la Tuberculose n'a rien de commun, cet état de déchéance constitue la réceptivité pour la redoutable affection ; mais on n'y saurait distinguer la marque par laquelle les effets de l'hérédité se distinguent.

Chose curieuse — et nous aurons à propos de l'Etiologie et de la prophylaxie (Art. IV et V) à revenir sur ces particularités — *innée*, la *réceptivité* oppose à la marche ascendante et salutaire de la thérapeutique des obstacles moins inextricables.

B. — Contagiosité de la Tuberculose.—
L'agent de la contagion dans la tuberculose est un microbe.

Découvert par Koch en 1882, ce microbe porte le nom de *Bacille de Koch* ; ou, de sa conformation, *Bacille en virgule* ; ou de la nature des ravages qui lui sont imputables, *bacille de la tuberculose*.

Agent propagateur par excellence de l'affection,

il est loin d'être à même d'exercer sa funeste influence en toutes les circonstances indifféremment.

Longtemps, il peut rester enfermé chez un malade dans un ganglion ou dans le parenchyme pulmonaire et ce n'est que lorsque prend fin cette claustration que sont à craindre les désordres dont le
long cortège est appelé à se dérouler plus tard. Par
quelles voies ; par quels moyens ; dans quelle mesure ?

Nous consacrerons à cette grave question un article à part (Art. V, *Causes efficientes*).

Bornons nous quant à présent, à constater qu'il
n'est ni impossible d'en déjouer la funeste action, ni
même par des mesures radicales — nous les indiquerons — de le pourchasser et de le détruire à
jamais sur place.

Curabilité de la tuberculose. On ne saurait trop hautement l'affirmer : *La tuberculose est
une maladie curable.*

Elle n'est pas curable seulement à son début ;
elle l'est, même parvenue à son degré le plus avancé.

Ce sont là des affirmations absolument licites, car
elles reposent sur l'observation maintes fois réitérée
des faits, sur des observations prises au lit du malade aussi bien que sur celles qui ont pu être faites
post mortem à l'aide du scalpel et du microscope.

Là-dessus, les autorités médicales les plus hautes
se prononcent en termes catégoriques.

Faisant à l'appui de son opinion personnelle, appel à celles de Laënnec, de Carswell, de Nathalis Guyot de Cruveilhier, à celles plus modernes de Hérard, Cosnil, Charcot, Grancher, Letulle, Ribard, le professeur Brouardel n'hésite pas : « Pour moi qui, à la Morgue de Paris, pratique fréquemment les autopsies d'individus morts accidentellement. Je puis, dit-il (1) déclarer que, dans la moitié des cas, si l'individu autopsié habite Paris depuis une dizaine d'années, je trouve des lésions tuberculeuses guéries, soit par transformation crétacée, soit par cicatrisation fibreuse.

« J'ajouterai que ces vieillards, ces personnes que les uns ou les autres nous avons autopsiés dans les hospices, dans les hôpitaux et à la Morgue n'ont certainement pris aucune des précautions que nous imposons à nos malades. Malgré des habitudes hygiéniques souvent déplorables, leur résistance personnelle a suffi. »

Ces dernières paroles, en particulier, sont à méditer. Par elles, au point de vue de la *curabilité de la Tuberculose*, deux puissances s'affirment : celle des ressources propres de l'organisme ; celle d'une hygiène et d'une thérapeutique appropriées aux besoins spéciaux du sujet.

Curable, quelle que soit la période du mal, la Tuberculose l'est. On peut même dire avec le profes-

(1) Brouardel, *La lutte contre la Tuberculose*, in-12 de 208 pages, p. 107 à 112. (J.-B. Bailliere et fils, éditeurs) 1901, Paris.

seur Grancher (1), que « *la Tuberculose est la plus curable des maladies chroniques.* »

(1) Grancher, *Rapport à l'Académie de médecine sur la prophylaxie de la tuberculose.* — Mai et juin 1898, Paris.

IV

LA TUBERCULOSE

Etiologie (A).

Causes prédisposantes

Causes prédisposantes concernant l'indi. vidu pris isolément:L'habitation, l'alimentation, l'alcoolisme. — Causes prédisposantes embrassant une collectivité:L'école et le lycée. — L'armée. — Les ateliers. — Les grands magasins.— Les bureaux.

L'étude des causes de la Tuberculose comprend deux ordres de considérations parfaitement distinctes.

Le premier embrasse celles qui se rattachent à l'examen des *causes prédisposantes*.

Le second, vise les considérations relatives aux *causes efficientes*.

En premier lieu, occupons-nous de l'examen des

causes prédisposantes. Elles sont, comme on va voir, d'une singulière diversité.

I. — L'Habitation. — En tête de la liste, figure l'*habitation*. Son exiguité, son insalubrité, l'insuffisance d'air respirable et de soleil, l'encombrement, voilà autant de conditions dont l'influence désastreuse ouvre la porte à la tuberculose. A cet égard, le Dr Arnould, a fait une statistique des plus instructives. Des documents qui émanent de son enquête, il résulte qu'à Paris, il existe plus de 30.000 familles composées de six membres qui vivent entassées chacune dans une chambre unique. Des recherches de même ordre entreprises dans le quartier d'Ivry, par les DDr Mesnil et Mangenot, ont amené des résultats analogues.

Au dire du Dr Bernheim (1) dans ces taudis infects, on fait tout : On y mange, on y dort, on y procède à la lessive, etc, etc. » cloué sur le grabat, le malade y tousse du matin au soir, y crache par terre, à tout instant. D'un membre de la famille, à un autre, le mal se propage avec une rapidité effrayante.

Ce n'est pas seulement au domicile des nécessiteux que les dispositions du logement courent risque d'offrir à la tuberculose des conditions de genese et de contagiosité lamentables.

(1) Bernheim, *La Tuberculose considérée au point de vue social, économique et patriotique.* — (Conférence à l'Œuvre de la tuberculose humaine. — La therapeutique contemporaine, n° 73, juillet 1901, Paris.

Les appartements des riches, par les défectuosités du système employé dans l'aménagement des locaux ne sont pas à l'abri de sérieux reproches.

« Tandis, en effet, remarque avec justesse le Dr Bernheim (1) que ces appartements, sont installés somptueusement, d'après les derniers raffinements du confort moderne, trop souvent les architectes réservent de toutes petites chambres à la domesticité, et, des loges malsaines, aux concierges. Les gens de service, passent la nuit, dans des chambres à tabatières, où on grille pendant l'été, où on gèle pendant l'hiver. Ces travailleurs remuent dans la journée, la poussière des tapis qui ornent les appartements. Après leur travail, ils sont calfeutrés, dans un office prenant jour sur une petite courette. Aussi, grand est le nombre de ces malheureux, qui succombent à la phtisie. Comme ils continuent à travailler, à la première et à la deuxième période de leur mal, ils répandent le germe autour d'eux et infectent les merveilleux appartements de leurs maîtres. »

II. — **L'Alimentation**. — L'insuffisance de la nourriture est, ceci est indéniable, une des causes les plus effectives de déchéance organique. La raison en est péremptoire : à tout homme qui travaille, est indispensable, une ration déterminée d'albumine. Mais ce n'est pas seulement par suite de

(1) Bernheim, *loco citato*.

son insuffisance, c'est aussi par suite de sa mauvaise qualité que le régime alimentaire peut contribuer à une irrémédiable débilitation du sujet, et en venir à constituer un très actif générateur de tuberculose. A plus forte raison encore en sera-t-il ainsi, si le régime se compose non seulement d'aliments avariés ou frelatés ; mais de viandes ou de lait provenant d'animaux tuberculeux.

Il ne faut pas, en effet, s'y tromper. La tuberculose est parfaitement transmissible de l'animal à l'homme et réciproquement ; et si les voies respiratoires offrent au bacille la porte d'entrée la plus large, les voies digestives lui en réservent une autre qui, en maintes circonstances ne lui est ouverte elle-même que trop largement. A propos de la *Prophylaxie* de la maladie (Art. VI), nous aurons à revenir sur cette grave question : sa transmissibilité de l'animal à l'homme.

Concentrons pour l'instant notre attention sur la détermination du rôle que joue dans l'étiologie de la tuberculose l'*alcoolisme*.

III. — **L'Alcoolisme.** — Déclarons-le sans ambages, l'influence qu'exerce l'abus des liqueurs fortes sur le développement de la réceptivité à la Tuberculose est considérable. Elle se manifeste dans des conditions où le caractère *acquis* de cette réceptivité saute aux yeux, en ce que des constitutions physiologiques d'une robustesse en apparence éprouvée deviennent à la faveur de l'intoxication alcoo·

lique, de l'*alcoolisme*, la proie de la terrible affection et fournissent dans toute sa clarté, le triste tableau de ses ravages.

Incalculables sont, en réalité, les ravages dont la cause première n'est autre que l'alcoolisme. Il n'est pas, en particulier, avec la défectuosité de l'alimentation et l'insalubrité du logement, d'agent provocateur de la phtisie pulmonaire, à la fois plus insidieux et plus violent. Qu'on en prenne note : Sur *cent* hommes atteints de tuberculose, *quatre-vingts* sont alcooliques. Les recherches statistiques du Dr de Lavarenne en font foi. Celles du Prof. Debove, les confirment, et, celles du Prof. Brouardel, sur l'accroissement annuel que fait la consommation des spiritueux, en France, en démontre les proportions colossales : « En 1873, elle était, remarque-t-il, de 29.192 hectolitres. En 1897, elle était de 311.952 hectolitres ».

Que l'on compare maintenant, les tables de mortalité de la tuberculose et celles de la consommation de l'alcool, et, l'on ne sera pas peu étonné de les trouver presque mathématiquement superposables.

D'autre part, — pour nous en référer encore un moment, à l'éloquence des chiffres, — il est établi, que dans l'étiage de la mortalité, la proportion revenant à la tuberculose pour certaines professions où l'abus des spiritueux est en quelque sorte inévitable, acquiert une prépondérance surprenante. Exemples : A Bruxelles, sur 1.000 décès de garçons de café, 666 sont dus (Brouardel) à la tuberculose. —

En Angleterre, la mortalité par phtisie est énorme (Debove), dans les professions de brasseurs, d'aubergistes, de garçons de cabaret.—En France, les relevés statistiques mettent en évidence un fait ; c'est dans les familles d'alcooliques qu'on voit le plus d'enfants succomber, à la cachexie tuberculeuse.

Bref, si comme l'a pu dire Jules Simon « le taudis est le pourvoyeur du cabaret » ; « le cabaret, comme l'a ajouté Brouardel, est le pourvoyeur de la phtisie » ; et selon la judicieuse observation du Dr Bernheim, « les deux apophtegmes, sont d'une égale et absolue vérité. »

Encore un mot : il est bien rare qu'un alcoolique ne fasse quelque jour la rencontre d'un plus alcoolique encore que lui et qui soit des mieux portants. Pas d'équivoque. C'est affaire de pure *tolérance personnelle*. Il y a des tolérances personnelles pour l'alcool (Debove), comme pour les autres poisons et pareille exception, n'infirme d'aucune sorte la règle.

Adoptant la division fort naturelle d'ailleurs établie par le Dr Bernheim (1), pour l'exposé des causes prédisposantes de la tuberculose entre celles qui concernent l'individu pris isolément et celles qui embrassent une collectivité plus ou moins dense, nous venons de signaler les premières. Les plus actives viennent, nous l'avons dit, des défectuosités de l'habitation, de celles de l'alimentation et tout spé-

(1) Bernheim, *loco citato*.

cialement, dans l'alimentation, de l'abus des boissons alcooliques. Nous allons, tour à tour, envisager les autres et suivre en quelque sorte l'individu en tant que membre d'un groupe, depuis son jeune âge, jusqu'à son âge mûr, dans les diverses situations que les exigences sociales lui imposent :

I. — **L'Ecole**. — Trop communément l'hygiène de l'école est détestable. Ni eau, ni soleil, ni lumière abondante. Propreté douteuse. Encombrement. Nourriture mal réglée et insuffisante. Surmenage intellectuel. Parcimonie des exercices physiques si indispensables pourtant, à l'accomplissement régulier des fonctions physiologiques chez l'enfant. Homogénéité outrée des programmes, dont l'application stricte, force les maîtres, à ne tenir qu'un compte accessoire des limites, que présentent les aptitudes particulières de chaque sujet.

Aussi, nombre de maîtres, de surveillants et d'élèves sortent-ils de l'école, non seulement débilités, mais effectivement atteints de tuberculose.

Le lycée n'échappe pas aux critiques encourues par l'école.

Au lycée, c'est l'*internat* qui est l'inculpé. Le Dr Baradat de Cannes, qui a étudié de près la question s'exprime à l'endroit de l'*internat* des lycées en termes, sévères, mais topiques.

« Ces casernes, dit-il, bien plus odieuses et répugnantes que celles des militaires, où on enrégimente les enfants et où on leur fait marquer le pas au

son du tambour, sont en général d'anciens couvents
ou des édifices bâtis sur leur modèle, en pleine
ville, avec des couloirs sombres, des dortoirs em-
pestés, d'étroits préaux enfermés dans de hauts
murs. La jeunesse s'étiole sur des pupitres où elle
est censée travailler, dix à onze heures par jour.
Comme unique exercice, on les oblige une fois
par semaine, à se promener à la queue leu-leu dans
les rues de la ville et une autre fois par semaine, a
pratiquer pendant une demi-heure des manœuvres
de gymnastique plus ou moins acrobatiques. On les
revêt d'un uniforme incommode... On ne leur parle
que par ordres brutaux et pensums absurdes... Pour
résister à une pareille éducation sans contracter,
dans cette promiscuité de plusieurs centaines d'enfants, les germes de la tuberculose, il faut que le
jeune lycéen soit exceptionnellement solide. Aussi
l'internat, doit-il être déconseillé pour tout enfant
malingre et chétif. Bien des fois on lui aura évité
une tuberculose qui, à l'adolescence, aurait fait son
apparition. » Peut-être un peu poussé au noir
sur certains points, le tableau que le Docteur Baradat trace de l'internat, dans les lycées n'en
renferme pas moins des vérités irréfutables. En
voici, du reste, sans plus tarder, une preuve écla-
tante et digne de méditation.

II. — **L'Armée.** — Nombre de jeunes gens
deviennent tuberculeux au cours de leur service mi-
litaire. C'est là un fait que les statistiques mettent

au-dessus de tout conteste. Eh bien, dans la plupart des cas, ce n'est pas à la caserne qu'ils ont contracté le germe de l'affection. Ils l'y ont apporté encore à l'état latent, et la preuve en est, que pour la plupart d'entre eux, c'est dès la première année de service que s'en sont manifestés les signes indiscutables. Où donc ont-ils pu être contaminés, sinon au lycée ou à l'école, durant, en tout état de cause, la période scolaire.

En outre, plus ou moins incomplètement entraîné, le jeune soldat couche dans des chambrées où la salubrité trop communément, laisse fort à désirer, où le balayage encore actuellement trop communément se fait à sec, où l'agglomération est habituelle et où les sujets peu vigoureux ne sauraient manquer de subir des conditions éminemment défavorables, au maintien de leur équilibre de santé.

D'où les nombreux conscrits qui quittent l'armée, phtisiques.

Autre ordre de considérations. Si par elle-même l'Armée est un milieu collectif particulièrement favorable au développement de la tuberculose, des différents corps d'armée, quel est celui au sein duquel la phtisie exerce ses ravages les plus profonds?

Tout récemment, M. le Président de la République, en personne, a pris le soin de nous édifier à ce sujet. Le 16 mars dernier, ouvrant le *Congrès Antituberculeux* qui s'est tenu à Paris, après avoir félicité les membres du Congrès de leur dévouement dans la haute tache, que, dans l'intérêt du pays, ils ont assumée, le Président de la République, a rappelé que, ces temps derniers, il avait eu l'occasion de visiter une caserne de sapeurs-pompiers. Or, le préfet de police lui ayant, sur sa demande, communiqué la statistique de la mortalité dans ce corps composé d'hommes jeunes, triés parmi les plus valides, entraînés par de continuels exercices physiques, il avait eu la douleur de constater que la tuberculose les décime.

C'est, dans toute l'armée française, le corps des pompiers de Paris qui paye le plus large tribut à la phtisie. La surveillance des théâtres, et leur héroïsme, quand éclate un sinistre, où les pompiers passent, de la fournaise à l'inondation, les placent dans les conditions les plus périlleuses au point de vue de la contamination.

III. — **Les Ateliers**. — Au sortir du régiment, le troupier, d'ordinaire, reprend le cours de ses occupations professionnelles.

Cultivateur, il retourne à la charrue.

« O, fortunatos nimium, sua si bona norint,
Agricolas... »

Travail en un air pur, vivifiant, riche d'ozone ; nourriture grossière, à la vérité, mais saine, parce qu'elle est naturelle ; logis pauvre, sans doute, mais d'une aération aisée ; conditions d'hygiène, en un mot, entre toutes favorables au maintien de l'équilibre des fonctions physiologiques.

Passons.

Ouvrier, il rentre à l'atelier. Celui-ci, de nouveaux dangers l'assaillent. Il s'en faut, hélas, de beaucoup que les ateliers soient toujours d'une salubrité irréprochable. Sans parler des poussières nocives de tout genre, minérales ou organiques qui y vicient l'atmosphère, ni de la privation de soleil qui contribue dans une proportion si forte à en entretenir et accroître encore l'impureté, l'agglomération y est la règle et la promiscuité forcée qui, sur chacun y pèse, met la collectivité sur le chemin de la déchéance organique qui constitue à son tour pour tous, une insidieuse *réceptivité acquise* pour la tuberculose. Aussi dans les ateliers en général, le nombre de ses victimes atteint-il des proportions lamentables. Parmi les mineurs, les polisseurs de pierre et de verre, les cigariers, les menuisiers, les fabricants de silice (etc), il monte jusqu'à celles de 40 %. Ajoutons à cela le surmenage pour les sujets déjà contaminés et au surmenage une malpropreté en quelque sorte inévitable et nous aurons une idée approximative de l'insalubrité notoire des ateliers.

IV. — **Les grands magasins**. — Pour l'insalubrité, avec les ateliers, les grands magasins rivalisent.

Passons, sur ce chapitre, la parole au Dr Bernheim. « D'une façon plus luxueuse, dit-il (1), ils

(1) Bernheim, *loco citato*.

répandent toute la journée des poussières conte-
nues dans les tapis, dans les tentures, dans les tissus. Le balayage, fait à la brosse sèche, déplace la
poussière d'un endroit pour la porter ailleurs. Il y a
agglomération presque partout par suite d'un personnel très nombreux et aussi dans la journée, par
suite d'une clientèle select qui s'y porte et s'y en-
tasse. L'aération y est insuffisante. Dans les salons
d'essayage qui sont absolument noirs, ne disposant
d'aucune baie, on sent l'odeur du fard mélangée à
celle des émanations humaines... Quant au personnel, qui respire toute la journée ces poussières
dangereuses et ces émanations méphitiques, il prend
dans les sous-sols des repas souvent plus que so-
bres, et il couche sous les combles dans des dortoirs
exigus. »

Cette sombre esquisse se passe de commentaires.

V. — Les Bureaux. — Les employés de bureaux : comptables, clercs d'huissier, d'avoué, de notaire, employés des postes et télégraphes (etc), qui
passent leurs jours enfermés dans des locaux où l'air
est confiné, le soleil rare et l'agglomération fréquente fournissent à la tuberculose un contingent
considérable. Chez les employés des postes et télégraphes, en particulier, le Dr Landouzy en dé-
nonce la haute fréquence.

Ce coup d'œil jeté sur les principales *causes prédisposantes* de la tuberculose n'en démontre pas
seulement la multiplicité. Il contribue aussi à éclai-

rer sur la nature des mesures préventives à prendre — *Prophylaxie* (Art. VI), — en vue de se garder contre la redoutable affection.

V

LA TUBERCULOSE

Etiologie (B).

Causes efficientes.

La réceptivité. — I. — Le bacille et les crachats. — II. — Les animaux tuberculeux et le bacille.

Les causes prédisposantes de la tuberculose ont un effet commun : celui de constituer définitivement la **réceptivité** de la part de l'organisme à l'égard de la redoutable affection dont les ravages s'étendent, jusqu'à la décimer, sur l'humanité.

Une fois établie, la réceptivité, prépare et facilite l'action néfaste et décisive des *causes efficientes.*

Et d'abord, envisagée sous son acception la plus générale, qu'est-ce que la réceptivité?

Il ne faut rien exagérer. La contagiosité de la

tuberculose n'a rien de commun avec celle de la diphtérie, de la variole, de la scarlatine, de la rougeole. « On peut, au rapport du Prof. Brouardel (1), impunément vivre, coucher à côté d'un phtisique sans gagner l'affection dont il est atteint. Pour s'en garantir, il suffit que tous ceux qui l'approchent se mettent, par des soins de propreté minutieux, à l'abri des germes contenus dans les expectorations qui, désséchées, réduites en poussières et voltigeant dans l'air pénètrent dans les voies aériennes et y sèment les germes morbigènes ».

Donc, si accusée que puisse être chez les personnes de l'entourage du malade une réceptivité innée ou acquise, due à l'action nocive et prolongée des causes prédisposantes que nous avons signalées, (Art. IV) à la condition de prendre les mesures de préservation que la situation impose, ces personnes pourront fort bien tout en fréquentant avec le sujet, déjà notoirement atteint, échapper à la contamination.

A proprement parler, innée ou acquise la réceptivité (il faut se le bien mettre dans l'esprit) c'est le « terreau » dont Tousseau parle sur lequel, si l'on sème, on récolte avec tant d'abondance (Art. II). C'est le « bouillon de culture » pour parler le langage des auteurs contemporains, dans lequel sont intentionnellement plongés les microbes de toute sorte soumis à leurs expérimentations. Mais, si fer-

(1) Brouardel, *loco citato*, p. 21.

tile que soit un terreau si l'on n'y fait aucun semis
on n'a pas à attendre de récolte. Si le bouillon
destiné à des cultures microbiennes est soigneuse-
ment tenu à l'abri de tout contact avec quelque
micro-organisme que ce soit, on n'y verra proliférer
aucune génération de microbes.

La réceptivité pourtant, une fois duement établie,
il ne faut pas le perdre de vue, la situation devient
grave.

Les causes efficientes de l'affection guettent à tout
moment, le prédisposé.

Ces causes efficientes, c'est le *bacille*, agent de
la contagion ; c'est l'expectoration, — le *crachat*,—
véhicule du bacille.

I. — **Le bacille et les crachats.** — Découvert en 1882 par Koch, le bacille de la tuberculose
peut rester longtemps enfermé chez le malade dans
un ganglion, dans un os, dans le poumon lui-même.
En ces conditions, il n'est dangereux ni pour les
autres membres de la famille ni pour les personnes
qui approchent le malade. Cette période de la maladie, est celle qu'on a désignée sous le nom de
tuberculose fermée.

« Mais, fait observer le Prof. Brouardel (1), cette
claustration n'est que temporaire ; bientôt une ulcération, un abcès se porduisent, le tubercule (Art.
II), est ouvert ; et, soit avec les crachats, soit avec

(1) Brouardel, *loco cilato*, p. 17.

le pus, il sort du foyer des quantités innombrables
de bacilles qui vont ensemencer les objets avec lesquels le malade, est en contact : linge, mouchoirs,
tapis, qui deviennent de véritables dépôts de bacilles
et par là des agents actifs de propagation. »

Quant au malade, partout ou il passe il devient,
en raison de ses perpétuelles expectorations, un danger pour qui l'approche. Partout, il répand le germe
de l'affection contagieuse dont il est lui-même atteint.

Sur ce point délicat de la question passons la parole, au Prof. Grancher. Dans sa concision, le résumé qu'il en donne est lumineux. Les choses y sont
mises au point avec une exactitude rare.

« Depuis la découverte de Koch, dit-il (1), il n'est
pas de trait essentiel de la biologie du bacille tuberculeux qui ne nous soit familier, tant on a mul-
tiplié, répété, contrôlé de toutes parts les expérien-
ces relatives à sa vitalité et à sa résistance aux
agents physiques et chimiques.

« L'accord est fait, dans tous les esprits, sur les
points importants. Par exemple, il est démontré
que l'air expiré ne contient pas le bacille et qu'il
en est de même des produits de sécrétion physiologiques. *Seuls, les crachats*, ou les suppurations ba-
cillifères *sont dangereux*, et encore faut-il que ces

(1) Grancher, *Rapport sur la prophylaxie de la Tuberculose lu au nom de la Commission de l'Académie de médecine*, 3, 24, 31 mai, 7, 14, 21 juin 1898.

liquides désséchés flottent dans l'atmosphère à l'état poussiéreux.

« Il est démontré aussi que ces crachats désséchés, ou ces poussières séjournant sur les parois de la chambre du phtisique, sur les meubles, le plancher, y gardent longtemps leur virulence, pendant des mois et même des années.

« Il est démontré au contraire que la lumière solaire détruit très vite, en quelque heures, le bacille de Koch, et la lumière diffuse aussi, quoi que moins rapidement.

« Il est encore démontré que nous contractons la tuberculose surtout par les voies respiratoires, mais aussi, beaucoup plus rarement, par le lait et la viande provenant d'animaux tuberculeux ; d'où deux voies de pénétration principales : le poumon et l'intestin.

« Enfin, nous savons qu'il existe une tuberculose dite *fermée* très fréquente, mais dont les bacilles sont prisonniers dans les tissus et, partant inoffensifs ; d'où cette conséquence que cette tuberculose n'offre aucun danger de contagion.

« Nous savons, au contraire que le tuberculeux qui crache ou suppure ses bacilles est dangereux et qu'il faut nous protéger contre lui. La tuberculose *ouverte*, voilà l'ennemi qu'il faut combattre incessamment.

« Les points d'attaque et de défense sont donc bien précis l'un et l'autre. »

Il n'est pas possible, on en conviendra, de déterminer avec plus de netteté l'étendue comme les limites des conditions selon lesquelles s'exerce l'action contagieuse du bacille transmis par l'intermédiaire des crachats à l'issue de leur dessication et de leur dissémination parmi les poussières de l'atmosphère.

Nous sommes donc dans l'obligation de constater que les voies respiratoires offrent à l'introduction de l'agent de la contagion tuberculeuse dans l'organisme la porte d'entrée la plus large.

Quelques renseignements, à présent, sur les conditions analogues régissant le mode de pénétration ouvert au même agent par les voies digestives.

Les animaux tuberculeux et le bacille. — La transmissibilité de la tuberculose de l'animal à l'homme et réciproquement a été mise au-dessus de tout conteste, grâce aux expérimentations approfondies de Chauveau.

D'origine digestive, une tuberculose peut provenir de l'usage de deux aliments : la *viande* et le *lait*.

En ce qui concerne la *viande*, disons-le de suite, « la virulence, d'après Brouardel (1), réside dans les lésions tuberculeuses elles-mêmes, ou dans les matières qui ont été souillées par leur contact ; mais, au moins, chez les bovidés, le sang et les muscles ne renferment de bacilles tuberculeux que dans les cas exceptionnels où la tuberculose s'est généralisée. »

(1) Brouardel, *loco citato*, p. 62.

Une autre éventualité peut se présenter qui, constitue un indéniable danger : Le colportage des viandes en morceaux.

Ces quartiers de viande, en effet, échappent à
tout contrôle.

Si, enfin, la contamination par l'usage alimentaire de la chair des bovidés est relativement rare,
celui de la chair de porc est beaucoup plus à re-
douter. Atteint de tuberculose, le tissu musculaire
du porc devient beaucoup plus vite et beaucoup plus
fréquemment virulent que celui du bœuf et comme
il se consomme très communément imparfaitement
cuit, les dangers qui en résultent sont sensiblement
plus pressants.

Quant au *lait*, cet aliment précieux à tou. âge, indispensable au premier, quand il est contaminé d'un
principe nocif, devient dangereux au premier chef.

Le lait provenant d'une vache tuberculeuse est
exposé à contenir des bacilles « soit, fait observer
le Prof. Debove (1), que la bête ait des tubercules
mammaires, soit même, sans que la mamelle soit
malade. »

Le beurre et le fromage ne sont pas, cela va de
soi, à l'abri des mêmes contaminations que le lait.
Le bacille peut fort bien s'y infiltrer. Aussi, les
fromages faits avec des laits cuits présenteront-ils

(1) Debove, *La prophylaxie de la Tuberculose*. — (Clinique de l'hôpital Beaujon.) *La médecine moderne*, n° 21-
22 mai 1901, Paris.

(Debove), des avantages réels au point de vue de l'hygiène ; et les beurres dits *laitiers* qui sont faits avec de la crême rapidement séparée par centrifugation, sont ceux qui, comme aliment, offrent la plus grande sécurité.

Bref, dans l'inhalation, en première ligne (voies respiratoires) et en seconde ligne, dans l'ingestion (voies digestives), le bacille de la tuberculose rencontre les deux portes d'entrée principales qui lui permettent de fomenter, par la suite, au sein de l'organisme en général et du poumon en particulier, les désordres dont nous avons (Art. II et III), tracé en termes sommaires le raccourci.

VI

LA TUBERCULOSE

Prophylaxie.

Bases de la prophylaxie. — Les véhicules principaux du bacille de la tuberculo. se. — Les crachats tuberculeux. — Les viandes et les laits contaminés. — Le milieu ambiant. — Le milieu intérieur. — L'éducation (Brouardel) **de la tuberculose. — La désinfection.**

La prophylaxie est l'art de prévenir la production d'une maladie et d'en préserver les populations aussi bien que les personnes.

L'étude des causes prédisposantes et efficientes de la Tuberculose à laquelle (Art. IV et V), nous venons de nous livrer, facilite singulièrement celle des moyens prophylactiques, c'est-à-dire de ceux qui sont de nature à s'opposer d'une manière absolue à son éclosion. De même, l'étude de la prophylaxie,

nous conduira naturellement, comme nous le ver-
rons, à celle qui a pour objet spécial la détermination des conditions rationnelles du traitement.

Pour simplifier encore les considérations qui ont
trait à l'étude des mesures prophylactiques, disons
que d'après le Prof. Brouardel (1), ces mesures peuvent se résumer ainsi :

« La contagion de la Tuberculose se fait dans
l'immense majorité des cas, par l'expectoration, du
tuberculeux, désséchée et réduite en poussière, puis,
la pénétration des bacilles qu'elle contient, dans les
voies aériennes.

« Parfois, mais beaucoup plus rarement, la contagion est d'origine alimentaire et l'infection en-
vahit le tube digestif par ingestion de viande, mais
surtout de lait provenant d'animaux tuberculeux.»

Ajoutons, selon la remarque du Prof. Debove (1),
que « si l'on rencontre le bacille dans les poussières
qui voltigent dans l'atmosphère, c'est qu'il a été
éliminé du corps d'un être vivant. D'où la notion :
tout tuberculeux, a été contaminé par un autre
tuberculeux, homme ou animal, que la contagion
ait été directe ou indirecte. »

Conclusion : La prophylaxie de la tuberculose
réside presque tout entière en ceci : Asepsie du

---

(1) Brouardel, *La lutte contre la Tuberculose*, p. 96,
1901, Paris.
(2) Debove, *La prophylaxie de la Tuberculose*. — Clinique médicale de l'hôpital Beaujon, voir le journal : « *La
médecine moderne*, n° du 22 mai, 1901.

milieu, qui est fait au malade, par la suppression du véhicule du bacille ; *véhicule* qui, par exception, est la viande ou le lait contaminés ; et, en thèse très générale, les crachats provenant d'un tuberculeux.

Avant d'aller plus loin, ouvrons une parenthèse. Nous venons de parler du *milieu*.

Que faut-il entendre par le **milieu** ?

Le *milieu* comprend l'ensemble des circonstances dans lesquelles s'accomplissent, pour l'être, les fonctions de la vie.

Il est de deux sortes distinctes. Il est extérieur ou mieux, *ambiant*. Il est intime ou mieux, *intérieur*.

Le milieu ambiant embrasse les conditions de salubrité ou d'insalubrité que sont susceptibles de présenter l'habitation, l'alimentation, l'atmosphère de la contrée, la nature des occupations quotidiennes, le groupement des individus dans un but commun : écoles, lycées, casernes, ateliers, magasins, bureaux, hôpitaux, etc. Nous en avons (Art. V), signalé la haute importance.

Le milieu intérieur, au sens de Claude Bernard, est constitué par le sang dans lequel vivent les éléments anatomiques (1) des tissus, avec lequel, ils sont en échanges incessants et grâce au

(1) Nota. — On appelle *éléments anatomiques* les parties les plus déliées auxquelles l'analyse purement anatomique, c'est-à-dire, sans décomposition chimique, puisse

quel, par voie d'hématose (Art. I), ou autre, ils se mettent en échanges avec le milieu ambiant.

C'est au sang qu'ils empruntent les conditions chimiques et physiques, en un mot, de leur existence. De même, c'est à la régularité ou à l'irrégularité de ces échanges que sont dues la rectitude ou les défectuosités des fonctions physiologiques propres aux organes dans la texture desquels entrent ces éléments anatomiques.

— Eh bien, sur ces données, que penser de l'influence que ne peut manquer d'exercer sur les conditions d'hygiène auxquelles se trouve réduit le *milieu intérieur*, l'existence dans les voies respiratoires des lésions caractéristiques de la tuberculose? (Art. II et III).

Ne doivent-elles pas être désastreuses... et fatalement? Et n'est-il pas également urgent de se préoccuper de l'aseptie du milieu intérieur que de celle du milieu ambiant?

Etat sub-inflammatoire chronique, se propageant souvent du parenchyme pulmonaire aux plèvres; *conséquence* : Irrégularité de l'hématose (Art. I).

Fonte puriforme des masses tuberculeuses; *conséquence* : prolifération prodigieuse des bacilles et extension progressive des lésions.

ramener les tissus organiques. Ces éléments anatomiques ont le plus souvent, la forme de *cellules* ou de *fibres* ; et chaque tissu a son élément anatomique propre, caractéristique auquel il doit ses propriétés.

Formation par ulcération des cavernes ; *consé-quence* : source intarissable de crachats où les bacilles pullulent, innombrables et d'où, par voie d'expectoration, il risquent d'être lancés à tous les vents.

Telle est, en résumé, la périlleuse situation.

Ajoutons ceci. En ces temps derniers, à la suite de savantes recherches portant sur près de 400 malades, MM. Albert Robin et Maurice Binet (1) sont arrivés aux curieux résultats suivants : Comparativement aux mêmes phénomènes observés chez l'homme sain, la ventilation des voies aériennes, chez les phtisiques augmente d'intensité dans des proportions notables. Cette suractivité est l'une des conditions du terrain propre à l'évolution de la tuberculose ; ce qui, fait remarquer le Dr Drack, (2), nous ramène à la vieille théorie d'Hippocrate : « La phtisie est une consomption. »

En réalité, chez le phtisique, il se produit en vue de l'accomplissement de l'hématose, une surcharge de travail de la part des organes respiratoires, pour n'obtenir, par suite des obstructions dues aux lésions, et occupant le parenchyme pulmonaire, qu'un résultat effectif insuffisant. Cette nécessité d'une surcharge de travail, maintenant, à laquelle est condamné le phtisique, détermine à la longue pour les organes de la respiration un sur-

(1) Albert Robin et Maurice Binet, *Communication à l'Académie des Sciences.*
(2) Diack, *Derniers travaux sur la Tuberculose.*

menage dont l'épuisement progressif des forces et l'extension des lésions sont le résultat inéluctable.

Bref, l'asepsie du milieu intérieur, n'est pas moins urgente que celle du milieu ambiant, et, les mesures qu'avec largesse, on prend à l'endroit de l'hygiène de celui-ci, ne sont pas d'une nécessité moins pressante à l'endroit de l'hygiène de celui-là.

Tel doit être l'objectif réel de la prophylaxie de la tuberculose. Or, on sait aujourd'hui, à n'en pouvoir douter, que, réceptacle et véhicule des bacilles, les *crachats* sont la condition par excellence de sa propagation d'individu à individu et que c'est leur présence dans le milieu ambiant comme intérieur, qui jette le trouble le plus profond dans l'hygiène faite au malade et à son entourage. C'est donc, pour employer les propres expressions du Dʳ Lafosse (1) « la guerre à outrance au crachat qu'il s'agit de déclarer ».

Déclarer à l'insidieux véhicule du bacille une guerre acharnée est, au point de vue de l'hygiène, qui convient à l'entourage du phtisique (prophylaxie) comme au point de vue de celle qui s'impose à lui-même (curation) le devoir le plus impérieux. Ceci est, de nos jours, universllement reconnu.

Mais une autre question se pose... sur quelles bases solides et pratiques, faire reposer les règles de sa stratégie?

(1) Lafosse, *La contagion dans la Tuberculose*, ch. II, 1902, Paris.

Sur ce point, avec la haute autorité qui s'attache à sa personnalité scientifique, le Professeur Brouardel (1) nous renseigne en termes précis.

En substance, voici les précieuses indications qu'il donne. Nous ne saurions mieux faire que de nous en inspirer.

« Cracher sur le sol, pose-t-il avec grand sens en principe, est une coutume dégoûtante et dangereuse ; le jour où elle aura disparu, la tuberculose décroîtra rapidement. »

Il ajoute avec une incomparable netteté, qu'un crachat tuberculeux, projeté sur le sol est un danger pour tous et il conclut sans ambages que « chacun, a le droit et le devoir d'empêcher le tuberculeux de cracher autour de lui ».

Mais, envisageant la question sous son aspect opposite, le judicieux maître, ne manque pas de faire remarquer que pour être autorisé à exercer son droit de surveillance, il ne faut pas soi-même donner le mauvais exemple en crachant à terre en tout lieu.

MM. Letulle et Roux (1), presqu'en termes identiques, émettent la même opinion.

Voici, maintenant par quels procédés le Prof. Brouardel entend répandre ces vérités, ou si l'on aime mieux, faire **l'éducation anti-tuberculeuse.**

---

(1) Brouardel, *loco citato*, p. 97 à 105.
(2) Letulle et Roux, *Prophylaxie générale de la Tuberculose dans les collectivités.*

Conférences populaires ; notices succinctes sur le mode de propagation de la tuberculose ; *affichages* dans tous les lieux publics ; *installation de crachoirs hygiéniques* dans tous les lieux fréquentés. Tels sont à ses yeux, les plus sommaires moyens de vulgarisation à employer. Mais ce ne sont pas les seuls que, dans sa pensée, il y ait lieu de proposer.

«L'éducation anti-tuberculeuse, ne parviendra, dit le savant Professeur, à pénétrer dans la masse du public, que si nous nous mettons en rapport avec les Associations patronales et ouvrières, les Associations populaires d'enseignement, pour expliquer l'immense intérêt qu'elles ont à lutter contre la tuberculose.

« Elle n'entrera dans les mœurs que si elle est donnée à l'enfant *dès l'école.*

« Il faut donc entreprendre la conquête de l'opinion publique ; si on ne parvient pas à faire la conviction du plus grand nombre, la lutte demeurera stérile. »

Les milieux collectifs n'échappent pas non plus à l'œil perspicace du prof. Brouardel.

Soumis à l'autorité publique, il y voudrait rigoureusement prescrite la *défense absolue de cracher à terre,* l'établissement très large de *crachoirs hygiéniques,* le *balayage humide,* strictement obligatoire et par surcroît administrativement prises différentes mesures, dont l'initiative est du ressort de l'Etat.

Privées, les collectivités ne recueilleraient qu'a-
vantage à se soumettre à des dispositions similaires.

De la sorte, des bureaux, des écoles, des lycées,
des musées, des manufactures, des tribunaux, des
prisons, etc., de tous les établissements, en un mot,
dépendants de l'Etat, ces pratiques de salutaire hygiène passeraient, à l'incomparable profit de chacun,
dans les banques, et compagnies d'assurances,—les
théâtres—les églises, les temples, les synagogues,—
les bibliothèques, les études de notaire, d'avoué,
d'huissier, etc,—les communautés religieuses, les couvents, les séminaires, — les bureaux de tabac, —
les restaurants, cafés, marchands de vin, — les
grands magasins de vente, — les industries, fabri-
ques, ateliers, mines, — les voitures publiques, les
omnibus, les bateaux, les bureaux d'omnibus.

Telle est dressée par les soins du Prof. Brouardel (1), la longue liste de ces institutions publiques
et privées.

Puis, visant les professions qui, par leur insalubrité
exposent le plus dangereusement, à la contagion
et, par conséquent exigent le plus impérieusement,
des mesures prophylactiques sévères, il signale, entre toutes, le personnel secondaire des hôpitaux et
les blanchisseurs.

On saisit sans peine, que si des mesures de préservation rationnelle étaient partout observées avec

(1) Brouardel, *loco citato*, p. 101.

une ponctualité irréprochable, le sinistre prestige du bacille, et, par suite, celui de la tuberculose, ne tarderaient pas à être assez fortement entamés.

Pourtant, malgré tout cela, une lacune subsiste. Nous la ferons, tout à l'heure toucher du doigt ; nous en ferons apprécier l'importance.

Il y a mieux ; nous indiquerons le moyen radical de la combler.

Au préalable, un mot sur la **désinfection**.

Si difficile soit-elle à réaliser d'une manière intégrale, la **désinfection** est d'une utilité incontestable. Grâce à elle, si tous les germes de la tuberculose ne périssent pas, un très grand nombre d'entre eux sont détruits.

Or, au rapport du Dr A.-J. Martin (1), «-depuis que le service de la désinfection a été institué, le nombre des opérations demandées ou acceptées a toujours suivi une marche croissante. » Et il donne à l'appui des chiffres statistiques démonstratifs.

« Ces chiffres prouvent, au sens du prof. Brouardel (2), que le public commence à comprendre l'utilité de la puissante mesure prophylactique, qu'est la désinfection et en accepterait sans doute, volontiers l'obligation. »

Ceci serait un grand bien.

---

(1) A.-J. Martin, *Désinfection des logements insalubres*, (Commission de la tuberculose, n° 3.)
(2) Brouardel, *loco citato*, p. 103.

VII.

LA TUBERCULOSE

Médication (A).

Traitement classique.

Coup d'œil d'ensemble : I. — Le traitement médicamenteux. — II. — Les sanatoriums. — III. — L'œuvre des dispensaires anti-tuberculeux.

Les médications les plus dissemblables, ont tour à tour été proposées pour le traitement de la tuberculose.

Agents chimiques et physiques, établissements hospitaliers fondés et organisés sur des bases de salubrité toutes spéciales ont été mis successivement à l'épreuve et l'on est loin, il faut le dire, d'avoir eu toujours, à s'applaudir des résultats.

Jetons d'abord, un coup d'œil rapide, sur ce qu'on pourrait appeler le *Traitement médicamenteux de la phtisie pulmonaire.*

Nous apprécierons, ensuite, à sa valeur l'action du procédé actuellement à l'ordre du jour ; l'*Action du Sanatorium.*

I. — **Traitement médicamenteux de la tuberculose.** — La liste des médicaments successivement en faveur contre la tuberculose est interminable. Nous n'avons pas la prétention de l'épuiser. A titre de *spécimens*, nous citerons seulement ceux qui, de nos jours ont eu le plus de renom.

C'est ainsi que Kirscher, ayant avancé que les ouvriers employés dans les usines où se dégage de l'acide sulfureux ne deviennent jamais phtisiques, aussitôt, de nombreux observateurs essayèrent les *inhalations sulfureuses.* Puis, on a vanté les bons effets de *hydrogène sulfurée*, administré par l'intestin. Le Dr Chantemesse, remplaça les eaux sulfureuses par *l'eau sulfo-carbonée* ou le *sulfure de carbone.*

Dujardin-Beaumetz s'est demandé si l'on ne pourrait pas obtenir des effets semblables de l'*Acide carbonique pur.*

Amédée Latour avait cru que le *Chlorure de Sodium* était un spécifique de la phtisie pulmonaire. L'*Acide fluorhydrirue* eut son heure de vogue. On a recommandé les inhalations de *Chlore gazeux* et on a cru en la valeur du *Chloroforme*, soit en vapeurs, soit en boisson, sous forme d'eau chloroformée. On a vanté les bons effets des inhalations d'*acide prussique*. On a tenté les injections de *chlorure double d'or et de sodium*. On a conseillé les inhalations d'*acide osmique*, d'*acide picrique*. On a essayé le *phosphate de cuivre* en injections sous-cutanées ; puis l'*Aluminium* en pilules, puis les injections intra-pulmonaires d'*acécate d'alumine*, *de cantharidate de potasse*.

On a prescrit le *borate d'Ammoniaque*, en pilules, puis les solutions de *benzoate d'éthyle*. Gaucher a dit grand bien de l'administration de l'*acide borique*. Conio et Finiglès ont essayé les inhalations de *poudre de borax*. D'autres ont proposé le *borate d'ammonium* en pilules, le *benzoate de soude*, le *benzoate d'éthyle*.

L'iodoforme a été fort vanté dans la tuberculose pulmonaire. Daremberg avoue n'avoir jamais constaté le moindre bon effet de son emploi.

Les inhalations de *vapeurs d'iode*, ont été fort en honneur. L'*iodure de potassium* est parfois utile. L'*iodure de fer* est indiqué chez les tuberculeux lymphatiques.

L'histoire des applications des *composés mercuriels* au traitement de la phtisie pulmonaire est une longue suite de déceptions. Le *Sublimé*, antiseptique fort puissant, est en l'espèce, un agent thérapeutique fort dangereux. Les inhalations de *poudre de Calomel* n'ont rien donné.

On ne parle plus des injections de *thymol-acétate de mercure*. Les *frictions mercurielles* sont inutiles et peuvent être dangereuses.

L'*acide phénique* a été expérimenté en injections sous-cutanées, en injections intra-pulmonaires, en inhalations. Le *pétrole* brut, la *naphtaline*, le *naphtol-camphré*, même en injections intra-pulmonaires n'ont pas fourni les résultats que l'on attendait. On peut encore rappeler les essais d'inhalations d'*huile d'aniline* et de *monochloro-phénol*, la resorcine, les tentatives faites avec le camphre, le menthol, le thymol.

Que reste-t-il de toutes ces tentatives? Rien ou presque.

En ces dernières années, on a fait grand cas du *tanin* et l'on a fondé un grand espoir sur son emploi. Le tanin enraye-t-il la marche de la tuberculose ou plutôt ne la précipite-t-il pas?... A l'heure actuelle on n'est nullement fixé sur ce point.

La *Créosote* paraît avoir contre la tuberculose de sérieuses indications, mais combien de contre-indications rédhibitoires elle présente! A Burlureaux qui s'en montre très chaleureux partisan, on peut opposer Faisans, qui n'hésite pas à déclarer ceci en parlant de la créosote : « Il faut se montrer très circonspect à l'endroit d'un médicament qui n'a rien de spécifique, dont les indications sont restreintes, dont les contre-indications sont multiples. »

Le mode d'action de la créosote est encore assez mal défini. Nous ne nous attarderons pas à discuter ici les termes du problème. Mais, de toutes les questions que soulève l'emploi de la créosote dans le traitement de la tuberculose pulmonaire, celle de la

tolérance et de l'intolérance de la part de l'organisme est des plus curieuses. « Rien n'est plus sur-
prenant, en effet, rapporte le Dr Simon (1), que
de voir une même dose de médicament administrée
de la même façon, à la même heure, être acceptée
par certains malades sans produire la moindre réaction, alors que chez d'autres, elle provoque parfois
des phénomènes variant d'un malaise léger aux plus
redoutables signes d'intoxication ».

Et ces signes non équivoques d'intoxication se
traduisent par un goût de créosote dans la bouche,
une sensation de vertige, de malaise général, de
réfrigération avec pâleur, frisson et sueurs froides
visqueuses.

Un autre médicament, très en faveur à l'heure
actuelle dans le traitement de la tuberculose, c'est
l'*acide cacodylique* ou encore un de ses sels, le
cacodylate de soude.

L'acide cacodylique, disons-le, est de l'acide ar-
sénique. Sa richesse en arsénic qui s'élève à plus
de 54 % en fait un intermédiaire entre l'arséniate
de soude qui en contient 24 et l'acide arsénieux qui
en renferme jusqu'à 75.

Sa voie d'introduction la plus prudente dans l'organisme est, d'après les meilleurs auteurs, la voie
sous-cutanée ; mais en raison de son origine arséni-

----

(1) Simon, *Etude expérimentale et clinique sur la tolérance et l'intolérance de l'organisme à l'égard de la Créosote.* 1899, Thèses de Paris.

cale, l'acide cacodylique exigera toujours dans le maniement une extrême dextérité et les dangers de son emploi pourraient bien être moins « théoriques », et « imaginaires » que d'aucuns ne l'ont affirmé.

Afin de n'être pas par trop incomplet, mentionnons encore diverses pratiques... plus ou moins excentriques auxquelles, des années et des années, on s'est adonné consciencieusement. Tel, le séjour systématique dans l'air sec, dans l'air humide, dans l'atmosphère des étables, dans l'air raréfié ou bien comprimé pour l'inspiration et raréfié pour l'expiration. Enfin, on a été jusqu'à proposer le séjour dans une atmosphère chargé de... vapeurs d'eau croupie!

Soudain, en Suisse et surtout en Allemagne, un grand mouvement s'est fait.

L'organisation des moyens de défense de la population ouvrière contre la tuberculose y a pris un essor considérable et l'institution déjà ancienne des *sanatoriums* (1) n'a pas tardé à se multiplier.

II. — Les sanatoriums. — Dans une étude très documentée sur *la lutte contre la Tuberculose en Allemagne*, le Dr Remond (1), donne sur la

(1) Nota. — A Gœrbersdorf, il existe trois sanatoriums où depuis quarante ans ont été traités 25.000 tuberculeux. (Voir *les statistiques du Docteur Nahm*.)

(2) Voir, *la médecine moderne* nᵒˢ du 14, du 12, du 18 décembre 1901, Paris.

vaste organisation des *sanatoriums* en ce pays, des informations précieuses.

Et d'abord, « L'institut impérial d'hygiène a fait promulguer d'une part, une série d'ordonnances applicables dans tout l'empire; et d'autre part l'autonomie des Etats indépendants, groupés autour des provinces prussiennes, est encore suffisante pour leur permettre de prendre chez eux les mesures de police hygiénique qu'ils jugent utiles à leur défense. Nous nous trouvons ainsi, en présence d'une organisation complexe dont les divers éléments s'enchevêtrent et se compliquent les uns les autres, dans laquelle le souci de l'intérêt général fait quelque fois, dit le Dr Remond, oublier le souci de la liberté individuelle et qui par sa complexité même s'oppose à une étude rigoureusement méthodique.

« L'organisation de la lutte est ainsi placée sous des influences convergentes quoique parfois animées d'un certain sentiment de jalousie, d'un certain regret de la part des uns de l'indépendance d'autrefois, d'un certain désir de domination de la part des autres. Mais la participation financière de diverses institutions aux différentes organisations d'assistance ou hospitalières, vient encore rendre plus difficile l'esquisse de l'ensemble. »

Il est peu probable, en effet, que ces antagonismes latents et cet esprit industrialiste ne parviennent pas à susciter des conflits, et à inciter à des spéculations essentiellement nuisibles à l'unité de vues dans la pratique.

En revanche, dans ces établissements, la réglementation est minutieuse et rien ne semble négligé pour que la discipline qui, d'ailleurs y est indispensable, puisse être observée strictement. A cet égard, la polyclinique royale de Berlin est un modèle.

Actuellement, les sanatoriums pour tuberculeux s'édifient en Allemagne un peu partout.

La province de Brandebourg et la ville de Berlin possèdent l'établissement de Grabowsée, fondé par la Croix-rouge en 1896, celui de Belzig, ouvert en 1900 par la Société Berlino-Brandebourgeoise, celui de Cottbus, pour les femmes tuberculeuses remontant à 1900, ceux de Malchow et de Blankenfeld.

En Silésie, existe depuis 1898, le Sanatorium de Loslau qui relève d'une Société spéciale du Cercle d'Oppein et une annexe de l'hôpital de Slawenwitz qui peut recevoir cent malades.

La ville de Halle (Saxe) a ouvert en 1897, un sanatorium à Sulghayn, dans le Hartz. Cet établissement est réservé aux hommes, tandis que celui de Vogelsong près de Gommen, actuellement en construction, ne recevra que des femmes.

La province de Hanovre possède les établissements de Konigsberg, de Erbpringentanne et de Schwalgenbach qui ont été élevés aux frais de la Caisse d'assurance contre l'invalidité.

Près de Ludenscheid, existe un Sanatorium, qui appartient au cercle d'Altene (Westphalie). Dans le même cercle se trouvent les maisons construites pour les ouvriers tuberculeux, par la maison Basse et Selve. Dans la province de Hesse-Nassau, l'établissement de Ruppertshein est ouvert depuis 1895. Enfin on a ouvert dans le cercle de Saarbruck sur le Semmenberg, en 1901, le 1er établissement spécial, appartenant aux provinces du Rhin.

Cette liste déjà longue pourrait s'étendre encore si l'on y voulait comprendre les sanatoriums existant dans les états indépendants, la Bavière (quatre et quatre en construction) — la Saxe (deux et trois en projet) — le Wurtemberg (un) — le duché de Bade (quatre).

Le grand duché de Hesse-Darmstadt, celui de Saxe-Weimar, celui d'Oldenburg, sont en possession de sanatoriums, ou en ont en projet. Il en est de même des villes Hanséatiques.

Enfin, l'Alsace-Lorraine possède l'établissement de Albertschweiler depuis 1899 et en construit deux autres.

Cette nomenclature pourra paraître fastidieuse. Elle porte son enseignement. Elle montre de quelle importance deviendra, à bref délai, le mouvement qui se dessine.

Maintenant, quelle est la réelle valeur de cette méthode d'hospitalisation dans le traitement de la tuberculose? Passons sur ce point, la parole au Dr Remond.

Voici les documents que d'ores et déjà, il nous livre.

« Les malades que l'on soumet à cette méthode thérapeutique sont dit-il (1) hospitalisés en moyenne pendant 92 jours et la moitié environ soit 49,9 % est atteinte de son affection pulmonaire depuis moins d'un an. L'augmentation moyenne du poids du corps est 5 kilogr. 8. On aura d'ailleurs une idée générale de ce que signifient les résultats, si l'on note que dès l'entrée au sanatorium 32 % des sujets présentent un état général fort bon et que l'état de la nutrition peut être considéré comme excellent chez 21 % d'entre eux.

« Si l'on cherche à savoir ce que devient la lésion pulmonaire au cours du traitement, on constate que les malades entrants, classés d'après le degré de leur lésion, sont au nombre de

36,7 % dans le premier stade (2).

39,3 % dans le deuxième stade.

24 % dans le troisième stade.

et que, à la sortie, les malades se répartissent de la façon suivante :

Etat presque normal......................	7,4 %
Premier stade	44,0 %
Deuxième stade	30,7 %
Troisième stade	17,1 %

(1) *La médecine moderne*, n° du 18 décembre 1901.
(2) Nota. — Ici le mot : *Stade* est employé comme synonyme des mots : *période*, ou encore *degré*.

« Ce sont des améliorations qui ne sont point à dédaigner ; mais qui auraient besoin pour être admises sans réserve, d'un contrôle prolongé. Malheureusement la majeure partie des statistiques tiennent beaucoup plus compte de la capacité de travail que possèdent les malades à leur sortie ; c'est là un élément d'appréciation d'une valeur plus douteuse que l'on ne saurait le croire à première vue, car cela n'indique pas une guérison réelle et il est certainement beaucoup de tuberculeux qui sont atteints depuis plusieurs années, au moment où ils viennent pour la première fois chercher un asile encore temporaire, avant la débâcle finale dans nos hôpitaux. »

En somme, en ce qui concerne les nécessiteux, le sanatorium offre des conditions d'hygiène et de régime alimentaire favorables pour la mise en pratique régulière et méthodique du traitement indiqué.

Praticable à domicile pour les malades aisés, autour de qui règne le bien-être, l'observance des règles hygiéniques et diététiques que ce traitement implique, cesse de l'être pour ceux qui vivent dans les logements étroits et encombrés.

« La création des sanatoriums s'impose » émet en principe le Prof. Brouardel (1), et il ajoute : «On doit surtout se préoccuper des sanatoriums populaires, de ceux dans lesquels le prix de séjour est

(1) Brouardel, *loco citato* p. 122.

nul ou très modéré, *insuffisant à couvrir les dépenses.* »

« Pour les malades riches, en dehors du sanatorium, la solution se rencontrera aisément ; le malade
et l'hôtelier y trouveront tout deux profit. »

C'est dire assez clairement que dans la question
des sanatoriums pour tuberculeux, si l'on doit se
garder de tout engouement irréfléchi, il faut se tenir
encore plus sévèrement à l'écart de tout appétit
de lucre. Il courrait gros risque, lui, de l'être trop.

En réalité, dans les sanatoriums, c'est à la première période de la maladie qu'avec l'organisation
actuelle, le bénéfice de la cure se fait jusqu'ici presque exclusivement sentir.

Le mode de traitement auquel y sont soumis les
malades qui y sont hospitalisés n'a en soi rien de
spécifique. La discipline qui y règne assure, il est
vrai, la régularité du régime hygiénique qui, dans
une atmosphère réputée pour sa pureté y est ob-
servé ; mais, outre que la question budgétaire (1),
oppose à la prospérité de l'institution une pierre
d'achoppement à considérer, le fait même de l'hospitalisation et l'absence du foyer familial menacent
d'exercer sur le repos moral des malades — si à

(1) Nota. — A Angicourt où l'Assistance publique
de Paris a édifié en 1901, un sanatorium pour tuberculeux les frais généraux montent quotidiennement à
près de 400 francs. « Or, fait remarquer le Docteur Tabary, il n'y a point de malades. C'est le personnel qui
fait la cure d'air et de repos. »

souhaiter dans la circonstance, — l'influence attristante et perturbatrice qui s'y attache presque inévitablement.

A parler en toute impartialité, le sanatorium pour tuberculeux constitue, pour les sujets qui ont subi les affres de la misère, un milieu ambiant, infiniment supérieur à celui que le sort leur a fait ; mais il y a prudence en même temps que justice à en réserver le séjour à ceux-là mêmes que l'infortune rend, de beaucoup les plus dignes d'intérêt.

En raison de la vogue qui, en Allemagne, actuellement, porte si haut la conception, nous avons jugé utile de donner sur l'institution des *Sanatoriums* spécialement affectés au traitement de la tuberculose des renseignements assez étendus, et nous n'avons rien fait, pour masquer notre pensée sur la valeur réelle d'un effort, dont l'énergie dans la *lutte contre la tuberculose* ne saurait être méconnue ; mais sur la puissance radicale duquel, il y aurait légèreté à se faire illusion.

En principe, et orientée dans le sens humanitaire de l'assistance aux tuberculeux pauvres, l'institution des sanatoriums est bonne. Elle présente des lacunes. Ces lacunes, voici apparaître une autre œuvre, qui pourrait bien aider à les combler. Sous ce rapport, la Belgique a donné l'élan.

III. — L'Œuvre des dispensaires anti-tuberculeux.

— En 1900, sous le patronage d'un Comité composé de professeurs, de médecins, d'industriels, d'employés et d'ouvriers, s'est réalisée, à Liège, la création d'un premier *dispensaire anti-tu-berculeux*.

Pour primitif, le local se compose d'une salle d'attente, d'une salle de consultation médicale, d'un laboratoire d'analyses et d'un bureau.

Dès qu'un malade se présente, une enquête est faite à domicile sur sa situation sociale et ses droits réels à l'assistance. Les mesures sanitaires qu'il doit suivre lui sont indiquées. On recherche les conditions générales de la salubrité du logement. On s'enquiert des ressources de la famille, de l'aide apportée éventuellement par le patron, des conditions d'hygiène de l'atelier ou de l'usine, des obligations et dettes du ménage, des secours déjà donnés par la bienfaisance publique et de ceux sur lesquels on pourrait encore compter.

Le crachat est l'ennemi à éviter. Un crachoir de poche est mis à la disposition des malades.

Au point de vue moral, ceux-ci se sentant soutenus, ne se laissent plus aller au découragement.

Née en Belgique, la conception d'une semblable tactique dans la *lutte contre la tuberculose* et qui y fleurit aujourd'hui avec éclat, s'est transplantée à Paris.

« Grâce à de généreux concours, Paris va à son tour, dit le Dr Tabary (1), être doté d'un réseau de

(1) Tabary, *l'Œuvre des dispensaires anti-tuberculeux*. (Thérapeutique contemporaine, n° de novembre 1901, Paris).

dispensaire anti-tuberculeux. L'un de ceux-là fonctionne déjà, 9, rue de Bellefond. Pour une ville comme notre capitale, qui perd tous les ans 20.000 habitants du fait de la phtisie, l'œuvre ne peut rester à l'état d'unité, et des dispositions sont prises pour la voir bientôt se généraliser. »

De son côté, le Dr Touvenaint (1), l'un des plus ardents vulgarisateurs de l'idée, s'exprime en ces termes : « Voici ce que nous prétendons faire : Et d'abord c'est aux seuls pauvres que nous irons, à ceux-là dont la maladie commencée a épuisé les ressources ; nous les réunirons et nous les soignerons dans des locaux situés au centre des foyers de contagion... »

Au point de vue de la prophylaxie, la préoccupation est, on ne peut plus légitime.

Au point de vue du *modus faciendi,* la mesure est pratique entre toutes. « Nous irons aux pauvres ». Eh oui! C'est aux pauvres qu'il faut aller. Ils sont ignorés et... ils ignorent. C'est à eux qu'il faut indiquer les moyens de combat ; c'est à eux qu'il faut donner des armes (puisqu'il est convenu que nous soutenons une lutte) ; et c'est ainsi que la proportion des victimes du mal baissant, les chances de contagion iront en diminuant pour tous, d'une manière graduelle... N'est-il pas, en effet, établi (Art. VI), que « c'est (Debove) de tuberculeux

(1) Touvenaint, *Revue internat. de médecine et de chirurgie,* n° du 10 mars 1901.

à tuberculeux, homme ou animal, que la contamination procède »?

Mais, continue le Dr Touvenaint : « A ces malades, nous distribuerons et vêtements et médicaments, et aliments ; nous les surveillerons jusque dans leur domicile, nous les mettrons dans les meilleures conditions possibles pour la guérison. Nous leur apprendrons à empêcher les progrès de la contagion... Si nos ressources nous le permettent, nous en enverrons certains à la campagne. »

« Nous ne nous dissimulons point que notre œuvre est gigantesque, aussi faisons-nous appel à toutes les bonnes volontés. »

Gigantesque, en effet, mais conçue, ceci apparaîtra à tous les yeux, dans un esprit éminemment pratique, modeste et hardi, tout à la fois. Et l'on ne s'étonne pas que le vaillant Malvoz, dans un article de *Presse médicale,* ait pris l'initiative d'en arborer le pavillon.

En matière de thérapeutique, telles sont, en l'état actuel des choses, les doctrines règnantes.

Aojutons que d'un consentement commun, on tend à considérer comme principes fondamentaux de la médication de la tuberculose pulmonaire, *le Repos physique et moral,* — *l'aération continue,* — *la suralimentation.*

VIII

LA TUBERCULOSE

Médication (B).

Traitement rationnel.

Principes fondamentaux. — I. — Discipline du tuberculeux. — II. — Installation de la demeure. — III. — Repos physique et moral. — IV. — Suralimentation. V. — Aération : Milieu ambiant; Milieu intérieur.

Au flambeau de l'Expérience et par voie d'exclusion, on en est arrivé à se rendre compte que la médication de la Tuberculose reposait sur les principes rationnels que voici :

D'une part, des mesures hygiéniques et sanitaires aussi larges que nettement définies, savoir :

Au point de vue circulatoire et nerveux. — **Repos physique et moral.**

Au point de vue nutritif. — **Alimentation surabondante.**

Au point de vue sanitaire proprement dit. — **Aération aussi active et complète que possible du milieu.**

D'autre part, emploi très réservé, et à titre surtout palliatif de quelques rares médicaments reconstituants ou stimulants, ici, simplement calmants là, selon les cas.

— Il est de toute évidence que la nature même du problème qui nous occupe, se refuse à la formulation *à priori* de règles invariablement applicables au lit de tout malade indifféremment. Dans la pratique, l'initiative sur ce point, appartient tout entière au médecin traitant.

Autant de malades, autant d'indications personnelles. C'est là, en sage clinique, un principe dont on ne saurait, sous aucun prétexte, se départir ; mais c'est posséder une base d'opération solide que de connaître pertinemment le sens dans lequel les errements thérapeutiques, pour ne pas cesser d'être rationnels, devront évoluer. A fixer le sens qui leur convient se résume, ici, notre tâche.

Si nous parvenons à en faire saisir au malade la portée, nous aurons fait de lui un précieux auxiliaire pour le médecin.

Sans plus de retards, entrons donc dans l'exposé détaillé des faits.

Uns question préalable se pose. Vidons-là.

C'est (il faut bien recourir à des mots pour exprimer sa pensée), c'est la question de *discipline*.

I. — **Discipline du tuberculeux**. — Le sujet en puissance de tuberculose se trouve dans des conditions d'existence toutes particulières.

Il est atteint d'une affection dont il peut mourir à la longue ; de même qu'il en peut (Jaccoud, Brouardel) guérir avec assez de facilité. C'est question de direction éclairée. C'est aussi question, de la part du sujet, de volonté.

A situation physiologique anormale, régime hygiénique spécial. Il lui faut, qu'il se le persuade, partir de là. Il lui faut savoir suivre, avec une ponctualité irréprochable et une persévérance à toute épreuve, l'impulsion qui lui sera imprimée, et se conformer à certaines prescriptions qui, pour minutieuses, n'en comportent pas moins un intérêt prépondérant.

Formulées par le Prof. Brouardel (1), elles constituent la discipline à laquelle nous venons de faire allusion. Passons la parole au maître.

« Quand, dit-il, un homme est atteint de tuberculose il peut être traité, dans son propre domicile, dans un sanatorium, ou dans un hôpital.

« Quel que soit le lieu où le tuberculeux séjournera pendant sa cure, certaines règles s'imposent,

(1) Brouardel, *La lutte contre la Tuberculose*, p. 116. (Bailliere et fils, Editeurs), 1901, Paris.

sans la stricte observation desquelles, le succès ne
saurait être espéré et le danger de contamination
de l'entourage ne pourrait être écarté.

« La discipline à suivre doit être absolue pour
le malade et pour son entourage. Elle sera formulée
par le médecin en des termes très précis.

« En premier lieu, elle vise l'*asepsie* du lieu ha-
bité. Pas un bacille ne doit en sortir. Il sera dé-
fendu d'épousseter ou de balayer à sec. On ne devra
avoir recours, pour assurer la propreté du sol, des
murailles et des différents objets meublants, qu'à des
linges humides et à des lavages bien compris.

« Tous les produits normaux et pathologiques provenant des tuberculeux, tous leurs linges et vêtements doivent être rigoureusement stérilisés avant
de quitter la maison.

« Le phtisique doit recueillir ses expectorations
dans un *crachoir individuel*, dont les produits avant
d'être jetés, soit dans les cabinets, soit dans tout autre endroit, seront rendus stériles par ébullition dans
de l'eau additionnée de sous-carbonate de soude.

« Le malade ne doit jamais cracher dans un mou-
choir ou dans des linges.

« La chambre habitée par le tuberculeux, doit
être désinfectée à de courts intervalles, une fois
par semaine au moins.

« La toilette corporelle, les soins de propreté, de
la bouche et de la gorge seront l'objet d'une surveillance spéciale.

« Le médecin apprendra au malade à respirer

largement, à éviter de tousser, excepté lorsqu'il aura des mucosités à expectorer, à ne pas avaler ses crachats, afin de ne pas s'exposer à l'infection intestinale secondaire » (1). Cette discipline, comme on voit, n'a rien de bien terrible.

II. — L'installation de la demeure. — Il

n'y a qu'avantage à ce que le tuberculeux soit traité à son domicile. De la sorte, il ne rompt, ni avec ses habitudes, ni avec ses relations amicales et il continue de pouvoir goûter, en famille, les distractions auxquelles il est accoutumé.

Incontestablement, l'état de son moral s'en ressentira d'une façon avantageuse.

Il lui faudra toutefois veiller aux conditions de son installation.

A propos de celle des sanatoriums, la question des principes qui doivent présider à l'édification de la demeure à la convenance des tuberculeux, a été étudiée de très près.

Ces principes fondamentaux peuvent se réduire à cinq. Sont regardés comme indispensables : 1° un lieu sec à l'abri des vents, comme le versant d'une colline ; 2° un sol perméable et salubre ; 3° le voisinage d'une source d'eau pure et abondante ; 4° une

(1) Nota. — Mosler a signalé la fréquence de l'auto-infection intestinale chez les aliénés. Ceux-ci en effet avalent leurs crachats. Mis en parallèle avec les phtisiques ordinaires, ils représentent une proportion beaucoup plus considérable de tuberculose intestinale secondaire. (Mosler, Deutschamad, Wochenchs, 1883 n° 19.)

atmosphère exempte des poussières nocives; 5° enfin l'éloignement de toute agglomération de population. Voilà certes, un ensemble de conditions absolument conforme aux préceptes de l'hygiène et propre à assurer dans la cure de la tuberculose, le concours propice du milieu ambiant.

Eh bien, à domicile, c'est à réaliser des conditions analogues que devra viser le tuberculeux.

En ce qui concerne la demeure, les dispositions personnelles à y prendre et les habitudes à y contracter, entrons dans certains détails qui pour minutieux n'en comportent pas moins un réel intérêt.

A. — **Installation de la chambre et du lit du malade.** — La *chambre* à préférer sera celle qui est orientée sur le côté sud-ouest de la maison. Elle sera spacieuse ; mais ne devra pas être difficile à chauffer.

Le *lit* sera placé en face de la fenêtre en « lit de milieu », si possible. Un matelas de crin est préférable à un lit de plume. Il sera bas. Les objets de literie et ceux de toilette seront exclusivement personnels au malade.

Entre la fenêtre et le lit sera installé un paravent.

Tentures, rideaux de lit, meubles encombrants et inutiles, cadres, etc, seront rigoureusement proscrits.

La literie sera scrupuleusement retournée tous les jours, et exposée, une demi-heure à la fenêtre.

Pendant qu'on « fera » sa chambre, le malade

passera dans une autre et n'entrera dans la sienne qu'après qu'on y aura établi un courant d'air.

B. — Soins de toilette. — La *barbe*, la *bouche* et le *nez*, seront tenus dans un état de propreté constante.

Les *gencives* seront tous les matins brossées avec une brosse dure et une poudre dentifrice alcaline.

L'état des *dents* sera surveillé de très près. Il en sera de même des fosses nasales, du pharynx et du larynx qui devront, à courts intervalles, être inspectés par le médecin traitant.

C.—Choix des vêtements.—Le choix des vêtements importe. Pour la plupart, les tuberculeux se couvrent trop, ou se couvrent mal.

Les tissus qui conviennent pour leurs vêtements habituels sont ceux qui sont chauds et légers à la fois, tels que la flanelle, le molleton blanc, le tissu des Pyrénnées. Les tissus dits *imperméables* sont à éviter absolument.

En sortie, on se munira d'un pardessus vague, à jeter à l'occasion sur les épaules.

On se munira également d'un *crachoir de poche*.

Le modèle auquel il convient d'accorder la préférence est celui qui a été construit sur les indications du Dr Chauvain. Il se compose essentiellement de deux parties séparables : le récipient et le couvercle avec son armature. Il est d'un maniement et d'un nettoyage également faciles, et, pour sa sécurité personnelle, aussi bien que pour celle des personnes avec lesquelles il fréquente, indispensable au tuberculeux, surtout s'il se traite à domicile.

III. — Repos physique et moral. — Le cours de l'ondée sanguine dans les artères, a pour caractère d'être intermittent et saccadé.

A une période d'expansion succède une période d'affaissement relatif. La répétition indéfinie de ces oscillations constitue le phénomène du *pouls* dont le rythme alterne avec celui du cœur.

De la quantité de mouvement communiquée par le cœur à la colonne sanguine dans les artères et du degré de résistance que celle-ci rencontre dans sa marche, résulte la *tension artérielle*. La pression exercée par le sang sur les vaisseaux exprime la différence entre la force qui pousse le sang vers la périphérie et celle qui se dépense réellement par la progression de ce fluide au travers de ses voies naturelles.

La respiration exerce ostensiblement diverses influences sur la tension artérielle.

Lorsque la respiration est normale, les influences d'ordre divers qu'elle exerce sur le degré de la tension artérielle paraissent se faire contre-poids. Mais si elle est devenue anormale, il n'en saurait plus être de même, et, il se peut alors qu'il y ait excès dans le degré auquel s'élève la tension, qu'il y ait (pour employer le terme technique) *hypertension vasculaire*.

Cette hypertension artérielle se retrouve dans plusieurs maladies générales, de nature d'ailleurs tout à fait distincte. Elle n'est pas sans engendrer du côté des fonctions circulatoires des troubles susceptibles de devenir très profonds. Les travaux du Prof. Henri Huchard l'ont récemment démontré.

Dans la tuberculose, maintenant, l'accomplissement des fonctions respiratoires ayant cessé d'être régulier, il n'y a rien d'étonnant à ce que le malade soit sous le coup d'une hypertension artérielle et menacé de toutes les conséquences qui en découlent et portent sur la circulation aussi bien pulmonaire que générale.

Ces quelques notions sommaires de physiologie étaient indispensables pour permettre de comprendre *pourquoi* le repos s'impose au phtisique.

Sa vie, en effet, doit être en quelque sorte végétative : Séjour prolongé au lit, position horizontale, la majeure partie de la journée, dans une galerie ou une salle exposée au soleil, facile à protéger contre ses ardeurs, s'il y a lieu, mais invariablement à l'abri du vent et de l'humidité.

Ceci ne veut pas dire que le malade soit condamné à l'inertie et qu'il doive se sevrer de toute distraction. Au contraire, si le travail manuel ou cérébral lui sont interdits comme se traduisant dans l'organisme par un surcroît de combustions, le déploiement d'une activité en conformité avec les ménagements qu'implique l'état de ses forces, ne saurait qu'être favorable à sa guérison. Sur ce point,

6

ainsi que sur tant d'autres, il y aurait abus à pré-
tendre établir *à priori*, une réglementation uniforme
et générale. C'est au médecin traitant qu'incombe
la mission de guider selon ses besoins, ses coutu-
mes et ses aptitudes, le sujet qu'il a en particulier
sous sa direction.

IV. — **Suralimentation**. — L'insuffisance de
l'alimentation est une des causes prédisposantes,
(Art. III), les plus actives de la phtisie pulmonaire.

Dans le traitement de la tuberculose, la *suralimentation*, c'est-à-dire, une alimentation surabondante, est recommandée expressément.

A cet égard, il s'agit de bien s'entendre et de
s'abstenir de toute pratique hasardeuse par laquelle
on risquerait non-seulemnet d'outre-passer son but ;
mais d'aller directement à l'encontre.

Les besoins auxquels les aliments doivent répon-
dre sont de deux ordres.

D'abord, ils doivent apporter avec eux, la somme
d'énergie réparatrice suffisante pour couvrir pendant un temps donné les dépenses en chaleur, travail
mécanique etc, effectués par l'organisme.

Ensuite, ils doivent contenir un ensemble de subs-
tances chimiques déterminées, dont la machine ani-
male a besoin pour l'entretien et le fonctionnement
de ses organes.

Quand ces deux ordres de besoins sont exactement couverts, l'organisme est dit en *état d'entretien*.
Il équilibre alors ses recettes et ses dépenses et la

ration alimentaire qui le maintient en cet état est appelée : *Ration d'entretien.*

Eh bien, dans la tuberculose, la ration d'entretien demande à être large.

Non pas que nous pensions qu'à l'aide d'un ga-vage quotidien, composé d'aliments d'une abondan-ce insolite, il soit possible de réparer l'usure patho-logique des tissus et de donner à l'organisme une force anormale de résistance contre les agents de dépérissement pathologiques. Ce serait, à nos yeux, une grossière erreur que de cadrer sur la quantité des matières alimentaires chaque jour *ingérées* pour voir se réaliser à un moment donné l'action répa-ratrice à laquelle on tend ; c'est sur la proportion que représente dans la masse, la quantité de matières alimentaires qui ont pu être *assimilées* par les or-ganes digestifs d'une façon effective.

C'est pourquoi, dans le traitement de la tubercu-lose, l'alimentation mérite les préoccupations sans cesse renaissantes du médecin traitant.

En principe, encore un coup, elle doit être plus qu'abondante. En principe encore, elle doit ne pas surpasser les aptitudes digestives que peut receler chaque sujet en particulier.

Dans la pratique, c'est sur l'observation assidue de l'énergie ou de la langueur avec laquelle, les fonc-tions digestives s'effectuent, que le médecin se fon-dera avec sécurité, pour dicter, et comme quantité et comme qualité, le régime alimentaire du malade ; et le menu une fois composé en s'inspirant de ses préférences et de ses goûts spéciaux, il lui sera servi chaque jour à plusieurs reprises. Bref, il fera au moins (Brouardel), *quatre* repas substantiels par jour.

Pour poser, enfin, sur la direction de l'Alimentation du tuberculeux des règles générales, voici la liste des aliments qui lui seront défendus, de ceux qui pourront lui être autorisés et de ceux qui lui seront recommandés de préférence.

Aliments défendus.

Gibier
Homards, langoustes.
Ecrevisses.
Vin.
Alcool.
Liqueurs quelconques.
Bonbons de sucre d'orge.

Biscuits.
Prunes.
Groseilles.
Noix.
Noisettes.
Amandes.

Aliments autorisés.

Croissants, petits pains.
Chocolat.
Confitures.
Sucre.
Chataignes cuites.
Marrons cuits.
Bière.
Café.
Thé.
Cerises.

Fraises.
Abricots.
Poires.
Gâteaux.
Pommes.
Figues.
Dattes.
Pâtisseries.
Pain d'épice.

Aliments recommandés.

Fromages : gruyère, camembert, roquefort, etc.
Crême fraîche.
Beurre frais ou salé.
Rillettes.
Foie gras.
Saucisson.
Graisse d'oie.
Jambon.
Poulet rôti.
Rosbif froid ou chaud.
Gigot froid ou chaud.
Œufs frais.
Sardines, thon, maquereau à l'huile.
Huîtres.
Oranges.
Raisins.
Pêches.
Miel.
Gâteaux secs.
Viande de bœuf crue.

En outre, il lui sera enjoint de manger lentement, de bien mâcher, de boire surtout du lait, et de le prendre à petites gorgées, et enfin de se brosser les dents invariablement, après chaque repas.

V. — **Aération.** — Le renouvellement de l'air dans la chambre occupée par le malade est, dans le traitement de la tuberculose, de la plus haute importance. « Il devra, prescrit le Prof. Brouardel (1), être permanent de jour et de nuit quelles que soient la température et l'inclémence de la saison. Il doit être réglé par le médecin de façon à acclimater progressivement le sujet à ce régime. »

Sur l'urgence, du reste, de l'absolue salubrité de l'atmosphère au sein de laquelle le tuberculeux respire, l'opinion des cliniciens est unanime.

Pour n'en citer que quelques-uns parmi les plus autorisés, rappelons qu'au sens du Prof. Debove (2) « la vie au grand air dans le traitement de la tuberculose n'a jamais fait que du bien. »

Quant au Prof. Letulle (3), il stigmatise l'impureté de l'air dans l'intérieur des villes «il est contaminé, dit-il, tant par les poussières organiques et inorganiques, que par les exhalaisons méphitiques qui résultent de la vie en commun, sur un espace restreint, d'êtres humains et d'animaux domestiques sains ou malades ».

Le Dr Knoff (4) conseille au tuberculeux de séjourner, autant que possible à l'air libre.

(1) Brouardel, *loco citato*, p. 120.
(2) Debove, *La prophylaxie de la Tuberculose*. Clinique médicale de l'hôpital Beaujon). *La médecine moderne*, n° du 22 mai 1901, Paris.
(3) Letulle, *Organisation d'un service hospitalier en vue de l'isolement et de la cure de la phtysie pulmonaire*. (Rapport à la Commission extra parlementaire de la tuberculose.)
(4) Knoff, *Instructions pour les Tuberculeux qui ne peuvent séjourner à l'hôpital et qui sont obligés de travailler*. Le mois thérapeutique n° du 28 février 1901, Paris.

« Faites, dit-il, la cure d'air au repos en vous étendant sur un sofa ou sur une chaise longue, la tête à l'ombre.

« Le meilleur endroit pour faire la cure d'air est devant la fenêtre s'il n'y a pas de jardin ni de véranda.

« Evitez les courants d'air, les endroits humides et tous ceux où il y a de la poussière.

« Dormez toujours avec les fenêtres ouvertes ou entre ouvertes. L'air de la nuit est aussi bon que l'air du jour et même dans les grandes villes plus pur. »

Dans l'ouvrage, très richement documenté que, sous le titre de *Guérison de la Tuberculose* (1) le Dr Coste de Lagrave vient de publier, il n'entre pas sur l'aération, dans des détails moins minutieux et moins précis.

Le Dr Drack (2), de son côté, dit avec prudence et grande raison, à propos des indications climatériques que « ces indications sont peu précises et *varient avec chaque individu*. Cependant, les climats froids conviennent généralement aux phtisiques à la condition que la surface de la peau ne subisse aucun refroidissement. Par contre, les régions chaudes et humides leur doivent être déconseillées. »

(1) Coste de Lagrave, *Guérison de la Tuberculose*, un vol. de 320 pages. — Maloine, éditeur, 1901, Paris.
(2) Drack *Derniers travaux sur la Tuberculose*, 1902, Paris.

En Allemagne, enfin, les *cures d'air* sont en telle faveur que sous les auspices de la *Société de la Croix rouge*, unie aux *Caisses d'Assurances contre la Maladie*, il a été organisé aux environs de Berlin dans les bois de Grünwald, des abris dans lesquels, au rapport du Dr Remond (1), « pendant l'été de 1900, il a été reçu une moyenne de 100 malades (hommes) par jour qui y ont passé ensemble 12,011 journées, la plupart tuberculeux déjà arrivés à un degré avancé, sortant des sanatoriums, ou postulant pour y être admis et inaugurant d'ores et déjà à peu de frais, leur cure.

« On a recommencé en 1901 et l'on a construit une installation analogue à Ponkowschônhausen pour les femmes. »

Bref, en ce qui concerne le *milieu ambiant*, il n'est pas de mesures antiseptiques qui n'aient été l'objet d'un mûr examen et qui ne soient devenues, aujourd'hui, de pratique, on peut dire, courante.

— Et pourtant, dans la médication de la tuberculose, — nous l'avons dit déjà, nous le répétons— une lacune subsiste, une lacune profonde, une lacune entre toutes regrettable, en ce sens, que laissant s'éterniser une des causes les plus actives de l'infection tuberculeuse, les plus louables efforts pour combattre le mal s'en trouvent compromis, paralysés.

(1) Remond, *Les cures d'air aux environs de Berlin.* — La médecine moderne du 11 décembre 1901, Paris.

En vérité, nous négligeons par trop le *milieu intérieur*.

Sur sa constitution intime (Art. VI), nous nous
sommes expliqué. Sur les désastreuses conditions
d'auto-infection qu'il recèle, nous ne saurions insister
par trop.

« État sub-inflamatoire chronique, avons-nous dit,
se propageant souvent du parenchyme pulmonaire
aux plèvres ; *conséquence* : irrégularité de l'hématose.

« Fonte puriforme des masses tuberculeuses; *conséquence* : prolifération prodigieuse de bacilles et
extension progressive des lésions.

« Formation, par suite d'un travail d'ulcération
intra-pulmonaire, des cavernes ; *conséquence* : source
intarissable de crachats où les bacilles pullulent,
innombrables et d'où, par voie d'expectoration, ils
risquent d'être lancés à tous les vents.

« Telle est, en résumé la périlleuse situation ».
Telle est celle, ajoutons-nous, qu'avec une étrange
égalité d'âme, on laisse indéfiniment subsister.

Eh bien, supposons-nous au lit d'un malade, en
présence—pour prendre un exemple,—d'un abcès
ossifluent avec fistules, clapiers et écoulement d'une
abondante sanie purulente, émaciation et abaisse-
ment progressif des forces ; que ferions-nous ? A un
régime reconstituant, nous nous hâterions de join-
dre un traitement local détersif propre à stériliser
la source du pus et devant des procédés énergiques :

débridements, injections iodées, etc, — nous ne re-
culerions pas.

Dans l'intérieur du parenchyme pulmonaire, il ne
saurait être question de recourir à des procédés
identiques ; mais des procédés analogues, sont, en
présence des lésions engendrées par la tuberculose
et des conséquences qu'elles entraînent, à notre
entière disposition.

Par voie d'*inhalations*, d'inhalations, s'entend, rationnellement instituées, il nous est loisible de pro-
céder à l'asepsie du poumon avec autant de sécurité
que nous le faisons pour le milieu qui enveloppe le
malade et de le délivrer de l'influence nocive entre
toutes qu'il subit du fait de l'insidieuse stagnation
dans laquelle croupissent les lésions, dont il est de
longtemps la victime.

Sur le terrain de la thérapeutique proprement
dite (*Traitement médicamenteux*) l'opinion est faite;
sur celui du régime hygiénique à opposer à la terrible affection, il ne l'est pas moins.

Ce n'est plus ni, ici, ni là, qu'est le litige. Le litige s'est placé, par la force des choses, sur le terrain nettement défini que voici : *Dans la tuberculose,
le parenchyme pulmonaire est un foyer d'auto-infection. Il faut attaquer ce foyer sur place, le déterger
et l'éteindre.*

C'est à l'aide d'*inhalations intra-pulmonaires*,
qu'on y parviendra.

IX.

LA TUBERCULOSE

L'Ozone.

**Les inhalations intra-pulmonaires en gé-
néral. — L'ozone. — I. — Origine, compo-
sition, chimique, propriétés caractéristiques de l'Ozone. — II.—L'Ozone arti-
ficiel. — Les ozoneurs du commerce. —
L'ozoneur électrologique.—Conclusions.**

Ce n'est pas d'aujourd'hui, que les **inhalations
intra-pulmonaires** ont été proposées, dans ce
qu'on pourrait distinguer sous le nom de *traitement
local de la tuberculose*, pour l'asepsie du poumon.

L'idée, en soi, était ingénieuse et pratique. On
s'étonne qu'il ne lui ait pas encore été donné suite
avec la persévérance à laquelle, en vérité, elle a
droit.

Tour à tour, l'azote, et l'oxygène ont été préconisés.

Les inhalations d'ozone, au rapport des auteurs « sont souvent précieuses à certaines périodes de la phtisie » (1).

Reconnues précieuses, comment s'est-il pu faire que la pratique ne s'en soit pas plus largement généralisée ?

L'embarras jusqu'ici a été le choix d'un procédé d'administration rationnel ; et puis, il faut bien le dire, les essais qui en ont été faits l'ont été sous une forme lamentablement empirique et dépourvue de méthode.

Eh bien, il se fait temps de rompre avec ce stérile empirisme. Il se fait temps d'étudier avec précision la question de *l'emploi de l'Ozone en inhalations dans la phtisie pulmonaire.*

C'est à cette étude que nous allons nous livrer.

Et d'abord, qu'est-ce que l'**Ozone** ?

I. — Origine, composition chimique, propriétés caractéristiques de l'ozone. —

On sait que l'air libre est partout chimiquement le même.

Partout, on retrouve dans les mêmes proportions ou à d'infimes différences près, ses éléments essentiels (*oxygène, azote, acide carbonique*).

(1) *La lutte contre la Tuberculose, revue générale.* Le mois thérapeutique n° du 28 février 1901.

L'air des villes contient en suspension des micro-organismes en quantité parfois prodigieuse ; alors que l'air de la mer, et que celui de la campagne n'en contiennent presque pas.

D'autre part, après de longues et patientes recher-ches, les savants sont à peu près unanimes à recon-naître dans l'air de la mer ou de la campagne un corps spécial qui n'existe pas dans celui des villes et dont la présence suffit, à empêcher l'éclosion des microbes.

Ce corps spécial n'est autre que l'**Ozone** dont la découverte remonte à 1840.

C'est à l'Ozone qu'est due l'action bienfaisante produite par l'air de la campagne ou de la mer sur les voies respiratoires ; c'est l'ozone que nous avons pu arriver enfin à produire artificiellement et dont la puissance thérapeutique, éclate chaque jour plus grande par les merveilleuses cures qu'il nous per-met chaque jour d'enregistrer.

Voici quelques détails sur l'étude de ce puissant agent à qui la médecine est redevable de tant de guérisons.

En 1840, Schoenbein constata que l'oxygène dé-gagé dans la décomposition de l'eau par la pile électrique, possédait une odeur particulière. Il la compara à celle qui se dégage de l'oxygène que vient de traverser une étincelle ou des effluves électriques. C'est l'odeur particulière que connais-sent tous ceux, qui, se sont trouvés dans le voisinage d'une machine statique en fonctionnement. Elle est difficile à décrire bien qu'elle ne puisse être confondue avec aucune autre. Pour certains, elle rappelle l'odeur de la mer et pour d'autres celle du phosphore. Schœnbein appela cet oxygène modifié : *Ozone.*

L'Ozone n'est, en effet, que de l'*oxygène modifié par l'électricité.*

Cette modification s'opère par condensation. Quant on fait passer une série d'étincelles ou effluves électriques dans de l'oxygène, on constate une diminution du volume du gaz au fur et à mesure que l'Ozone formé est en quantité plus grande.

La densité de l'Ozone est égale à 1/6 de la densité de l'oxygène, l'oxygène transformé en Ozone n'occupe plus que les 2/3 du volume primitif.

L'ozone est un gaz qui paraît incolore sous une petite épaisseur mais, il est, en réalité, d'une couleur bleue. Hauteville et Chappuis, prétendent, que la couleur du firmament est due en grande partie à la couleur bleue de l'Ozone.

L'Ozone possède des propriétés oxydantes bien supérieures à celles de l'oxygène ordinaire. Il oxyde très facilement tous les métaux.

L'air des villes contient peu d'Ozone quand il en contient. Houzeau a trouvé que l'air de la mer était celui qui en contenait la plus forte proportion. On le trouve plus abondant par les temps d'orage. Des observations journalières ont été faites, pendant plusieurs années à l'Observatoire de Montsouris sur les proportions de l'Ozone, contenu dans l'air. On a pu constater que la direction du vent exerçait sur ces proportions une très grande influence. Les vents qui viennent des régions orageuses apportent une grande quantité d'Ozone. Marié-Dawy, disait que lorsqu'une tempête accompagnée d'un grand dégagement d'électricité atmosphérique traversait la France de l'ouest à l'est, toutes les régions situées au sud contenaient de l'Ozone en grande quantité, tandis qu'on n'en trouvait que des traces dans le nord.

L'origine de l'Ozone dans l'air est donc due à l'influence de l'électricité atmosphérique.

Cloez a démontré que l'Ozone existait toujours et en assez forte proportion dans le voisinage des arbres conifères et à essences ; d'où l'influence salutaire, qu'on attribue à juste titre, aux forêts plantées d'arbres résineux.

L'Ozone possède une **puissance antiseptique** considérable.

D'après Schœnbein, la présence de 1/16000 en volume, d'Ozone dans l'air suffit à désinfecter un volume d'air chargé d'émanations de viande putréfiée, 520 fois plus grand.

Chappuis, après avoir imprégné de poussières atmosphériques des flocons de coton, en soumit une partie à l'action d'un courant d'air ozonisé et ne fit subir aucune préparation au reste. Il renferma les flocons ozonisés et les autres dans une préparation fermentée contenue dans des tubes. Au bout de quelques jours, il se forma un précipité dans les tubes qui contenaient le coton qui n'avait pas été soumis à l'action de l'Ozone ; le liquide des autres tubes était resté limpide et clair, 20 jours après le commencement de l'expérience. On voit par là, sans qu'il soit nécessaire d'insister, quelle *action puissante* exerce l'Ozone *sur les germes atmosphériques* susceptibles de se développer dans les bouillons de culture. La déduction logique de cette expérience est **que l'Ozone a pour fonction, dans la nature, de détruire les germes épidémiques et les produits de putréfaction.**

Des propriétés aussi précieuses que celles dont l'étude approfondie de l'Ozone, a révélé l'existence, ne pouvaient longtemps rester sans utilisation. Nous ne nous arrêterons pas aux grands services qu'elles rendent à l'industrie, le but de cette étude étant limité aux applications pratiques que la médecine peut faire de l'Ozone, considéré comme *agent thérapeutique.*

Plusieurs auteurs ont avancé, que l'existence du choléra, à l'état endémique, dans certaines régions était due à l'absence de l'Ozone. De nombreux médecins recommandent l'emploi de l'Ozone comme moyen préventif et même curatif du choléra. En 1884, lors de l'épidémie du choléra qui sévit en France, les principaux médecins français qui se livraient, à cette époque, à l'étude de l'électricité, (Tripier, Vigouroux), recommandaient dans les hôpitaux l'usage de machines électriques, produisant l'Ozone. Ce sont les heureux effets obtenus qui ont amené à chercher un système d'inhalation d'air ozoné, qui fut régulier et méthodique. L'inhalation d'Ozone trouvait son application dans toutes les affections où il était nécessaire d'accélérer la combustion organique, c'est-à-dire dans toutes celles que le professeur Bouchard a classées, sous la dénomination générale, d'*affections par ralentissement de la nutrition*. L'énumération n'a pas, à en être faite ici, retenons seulement la tuberculose à ses divers degrés.

Malheureusement, on ne put appliquer le traitement ozoné, parce que l'on manquait d'un *appareil propre à produire ce gaz à l'état pur* d'une manière régulière et pratique.

II. — L'Ozone artificiel. — Les ozoneurs du Commerce. — L'ozoneur électrologique. — L'Ozone, comme nous l'avons vu, peut se produire par la décomposition de l'eau, à l'aide d'un courant électrique, mais ce n'est là qu'une expérience de laboratoire par conséquent non pratique.

On le produit encore *industriellement*, par des étincelles et effluves électriques jaillissant entre d'innombrables pointes de métal dont sont garnis deux plateaux en regard. C'est là de l'Ozone chargé de vapeurs diverses provenant de l'oxydation des pointes métalliques entre lesquelles jaillissent les

7

étincelles. Cet *Ozone impur* est employé à la désinfection des eaux ou à l'oxydation de certains liquides.

La machine statique à plateaux de verre ou d'ébonite fournit des effluves électriques qui transforment l'oxygène de l'air en Ozone ; mais cet Ozone ne peut et ne doit pas être employé médicalement, car il est d'une *impureté notoire* et même dangereuse en raison des gaz nitreux qui prennent naissance et se mélangent à l'Ozone et aussi, par la présence de particules métalliques arrachées aux secteurs d'étain et aux balais de fil de cuivre par les coups répétés des étincelles électriques. Cet *Ozone* est donc *irrespirable* surtout pour des poumons malades. Les gaz et les corps étrangers qu'il contient, irritent les bronches et provoquent la toux, paralysant ainsi tous les bons effets, que serait capable de fournir le produit, comme agent thérapeutique.

L'Ozone ne pouvant être produit à l'état pur d'une manière pratique, on fut obligé de renoncer à son emploi thérapeutique, cependant, si bien indiqué dans la tuberculose.

C'est alors que l'**Etablissement Electrologique** créa l'**Ozoneur Electrologique** à l'aide duquel on obtient et on ne peut obtenir que de l'**Ozone chimiquement pur**, *facile à doser et par conséquent médical.*

Voici d'ailleurs la description de cet appareil unique :

Une boîte élégante en acajou verni, s'ouvrant des

Appareil Ozoneur Electrologique

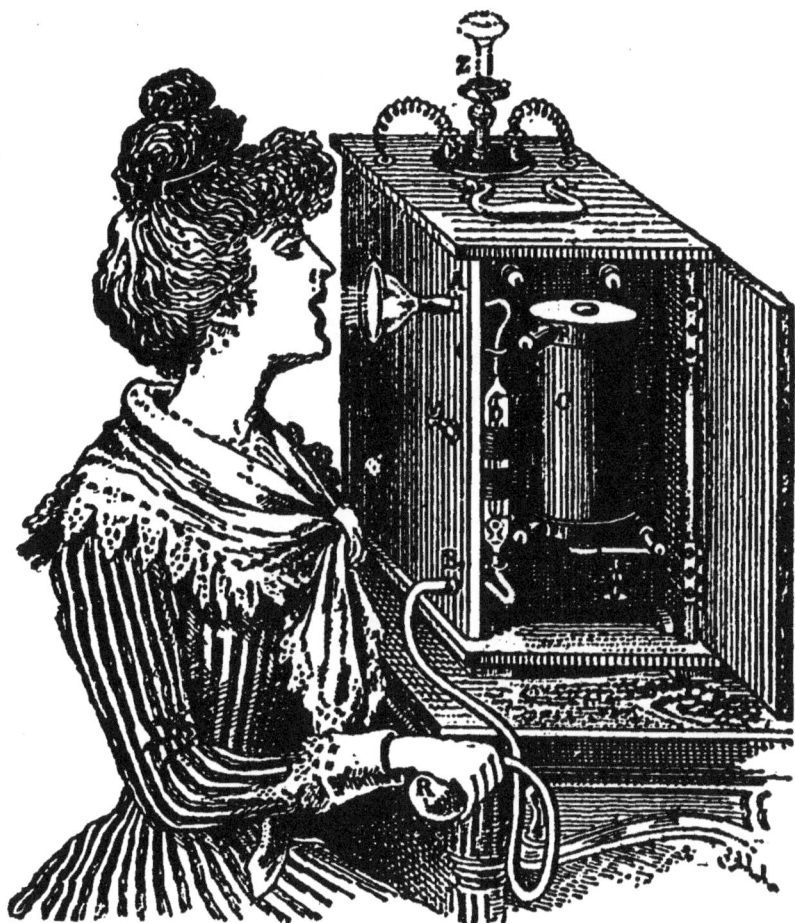

A, pavillon en verre d'où s'échappe l'ozone.
B, tubulure d'entrée de l'air.
R, poire d'insufflation.
C, transformateur.
D, tube à ozone.
Z, pile électrique.

Tube à ozone de l'Ozoneur Electrologique

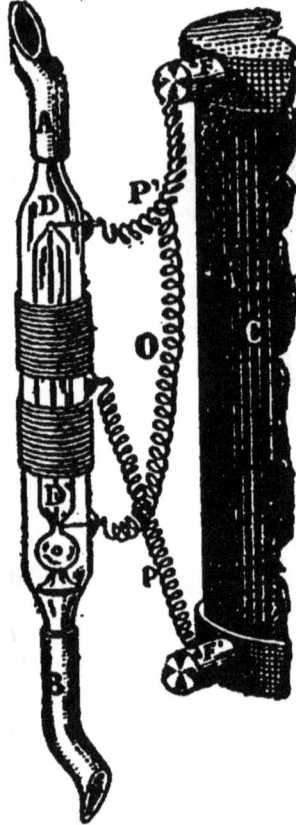

A, tube de sortie de l'air ozoné.
B, tube d'entrée de l'air extérieur.
D, D', tube intérieur dans lequel le vide a été fait.
P, pôle F' du transformateur, épanoui en spires sur le
P' O, pôle F du transformateur, se divisant en D et D'
tube extérieur.
C, transformateur.

deux bouts à droite et à gauche, sur deux compartiments.

L'un de ces compartiments contient une pile électrique destinée à fournir le courant primaire à un transformateur qui se trouve dans le second compartiment.

Le transformateur, avec ses divers organes est accompagné d'un petit appareil en verre de forme allongée, recouvert en partie de fil de cuivre, enveloppé de soie, c'est dans ce petit appareil que se produit l'ozone, il se compose : de deux tubes de verre, placés l'un dans l'autre, laissant entre eux un espace libre.

Le tube intérieur porte deux électrodes de platine en communication avec l'un des pôles du transformateur ; le vide, à une pression déterminée a été fait dans ce tube.

Le tube extérieur porte une seule électrode épanome formée du fil de cuivre enveloppé de soie qui le recouvre en partie, cette électrode est en communication avec le second pôle du transformateur.

L'espace libre laissé entre les deux tubes contient une colonne d'air, qui peut être chassée à volonté à l'aide d'une poire en caoutchouc.

Cette colonne d'air se charge d'ozone à son passage dans le tube et ressort de l'appareil par un pavillon en verre devant lequel, le malade se place pour faire les inhalations.

Le fonctionnement de l'appareil est des plus simples. Il suffit d'abaisser une tige qui émerge de la pile et le transformateur se met de lui-même en marche. Aussitôt, le tube à Ozone s'éclaire d'effluves électriques, lesquels agissant à travers les parois des deux tubes de verre, transforme l'oxygène de la colonne d'air en Ozone.

Conclusions. ➤ Dans la fabrication de l'**Ozoneur électrologique**, il n'entre *aucun corps oxydable ni décomposable*.

La *colonne d'air*, en effet au sein de laquelle l'Ozone prend naissance, *est enfermée entre les deux tubes de verre* ; or le verre est une matière inoxydable et ne se désagrégeant pas.

En aucune circonstance, cette colonne d'air ne se trouve en contact avec aucun corps métallique.

L'Ozone fourni par l'ozoneur électrologique est donc forcément pur et offre aux applications thérapeutiques toutes les ressources éminemment salutaires, qui constituent par essence ses propriétés.

Un dernier mot. Conforme aux données expresses de la Physiologie, un **régime alimentaire surabondant**, en rapport toutefois avec les goûts, les préférences et par dessus tout, les aptitudes digestives personnelles ; régime à déterminer, sans aller jamais jusqu'au **gavage**, selon les besoins propres à chaque sujet ;

Dictée par les préceptes les plus stricts de l'hygiène, **Asepsie absolue du milieu ambiant**.

Obtenue désormais, avec une sécurité parfaite, grâce aux **inhalations intra-pulmonaires d'ozone chimiquement pur, Asepsie progressive du milieu intérieur ;**

Un repos physique et moral. Aussi absolu que possible, sans aller cependant jusqu'à l'inertie. Au contraire, une **activité physique et intellectuelle modérée,** ne devant jamais aller jusqu'à la fatigue et d'ailleurs **subordonnée à l'énergie de réaction** de chaque malade en particulier.

Tels sont à notre sens, les **principes fondamentaux d'un traitement rationnel complet de la Tuberculose.**

FIN.

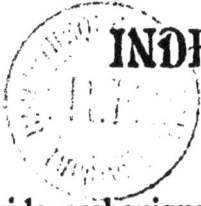

INDEX ALPHABÉTIQUE

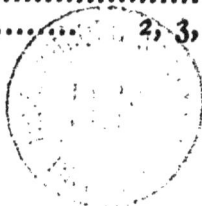

Table des Matières

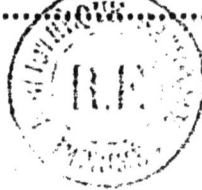

Grenoble, imp. Baratier et Dardelet, avenue de la Gare, 28.

www.ingramcontent.com/pod-product-compliance
Lightning Source LLC
Chambersburg PA
CBHW071157200326

41519CB00018B/5262